EINE BEDEUTENDE ÄRZTEDYNASTIE
DIE STRASSMANNS

JÜDISCHE MINIATUREN
Herausgegeben von Hermann Simon

Band 129 EINE BEDEUTENDE ÄRZTEDYNASTIE

Alle »Jüdische Miniaturen« sind auch im Abonnement beim Verlag erhältlich.

Die Deutsche Nationalbibliothek verzeichnet diese Publikation in der Deutschen Nationalbibliografie; detaillierte Daten sind im Internet über https://portal.d-nb.de/ abrufbar.

Inh. Dr. Nora Pester
Wilhelmstraße 118, 10963 Berlin
info@hentrichhentrich.de
http://www.hentrichhentrich.de

Satz: Barbara Nicol
Druck: Winterwork, Borsdorf

1. Auflage 2012

Printed in Germany
ISBN 978-3-942271-70-7

JUTTA LANGE-QUASSOWSKI /
VOLKMAR SCHNEIDER

EINE BEDEUTENDE ÄRZTEDYNASTIE

DIE STRASSMANNS

HENTRICH & HENTRICH

CENTRUM JUDAICUM

Dokumentationen wie die vorliegende sind heutzutage kaum noch allein durch den Bücherverkauf zu finanzieren. Andererseits wird es immer schwieriger, Persönlichkeiten bzw. Einrichtungen (Stiftungen) zu finden, die einen Teil der Druckkosten mit zu tragen bereit sind. Ohne die aufgeführten Unterstützer wäre die Herausgabe des Strassmann-Buches so nicht möglich gewesen. Beteuerungen wie: »Die Dokumentation sei, besonders in der heutigen Zeit, ganz besonders wichtig, aber …« helfen da begreiflicherweise nicht viel weiter.

Den aufgeführten Sponsoren sei an dieser Stelle ganz herzlich gedankt.

Konrad-Händel-Stiftung, Waldshut-Tiengen
Berliner Ärztekammer, Präsident Dr. med. Günther Jonitz
Priv.-Doz. Dr. med. Werner E. Platz, Berlin
Prof. Dr. med. Britta Bockholdt, Greifswald
Prof. Dr. med. Hansjürgen Bratzke, Frankfurt am Main
Marianne Michelsen, Hamburg
Fa. Otto Berg (Bestattungen), Berlin
Friedrich-Ebert-Stiftung
Ernst-Reuter-Gesellschaft der Freunde, Förderer und Ehemaligen der Freien Universität Berlin e.V. (Dr. Wedigo de Vivanco, Geschäftsführer und Stellvertretender Vorstandsvorsitzender)

Konrad Händel, 1909 in Rixdorf bei Berlin geboren, war über Jahrzehnte ein Freund und Begleiter der Deutschen Gesellschaft für Rechtsmedizin. Er war auch ihr Ehrenmitglied. An der damaligen Friedrich-Wilhelms-Universität (Berlin) hat er Jura studiert. Nach dem Eintritt in den

Justizdienst war er an verschiedenen Orten – so auch in Berlin – u. a. als Richter und als Staatsanwalt tätig. In seiner Berliner Zeit hat er auch die Gerichtsmediziner, die Professoren Strassmann und Fraenckel, kennen gelernt. Sein Lebenswerk – Konrad Händel ist im Alter von 94 Jahren gestorben – wird jetzt von Dir'inAG Margarete Basler fortgeführt, indem sie mit Hilfe der Stiftung (Konrad-Händel-Stiftung zur Förderung rechtsmedizinischer Wissenschaft) die rechtsmedizinische Forschung nachhaltig unterstützt. Frau Basler ist auch Trägerin der Fritz-Strassmann-Medaille. Im Stiftungs-Kuratorium ist die Deutsche Gesellschaft für Rechtsmedizin durch ihren Präsidenten, Prof. Dr. med. Dr. h.c. Stefan Pollak (Freiburg) vertreten. Die wertvolle Bibliothek von Konrad Händel befindet sich jetzt, für jeden Interessierten zugänglich, im Institut für Rechtsmedizin der Universität München.
Die Urenkelin von Fritz Strassmanns Schwester Gertrud, Marianne Michelsen, erhielt ihren Vornamen nach der Cousine ihres Vaters, Marianne Lewy-Lingen.

Umschlag vorn:
Die Aufnahme von 1913 zeigt acht Ärzte aus drei Generationen der Strassmann-Familie. Auf den Gemälden von links: drei von vier Brüdern, die eingewandert sind und Ärzte wurden: Wolfgang (1821–1885), Heinrich (1834–1905) und Samuel (1826–1879), sitzend links der Jüngste: Ferdinand, zum Zeitpunkt der Aufnahme 75 Jahre alt; rechts Fritz, 55 Jahre alt. Stehend von links: Erwin (18 Jahre alt), Paul (47 Jahre alt) und Georg (23 Jahre alt).
Umschlag hinten:
Fritz Strassmann, Ehrenpromotion in Edinburgh am 4. Juli 1913

Inhalt

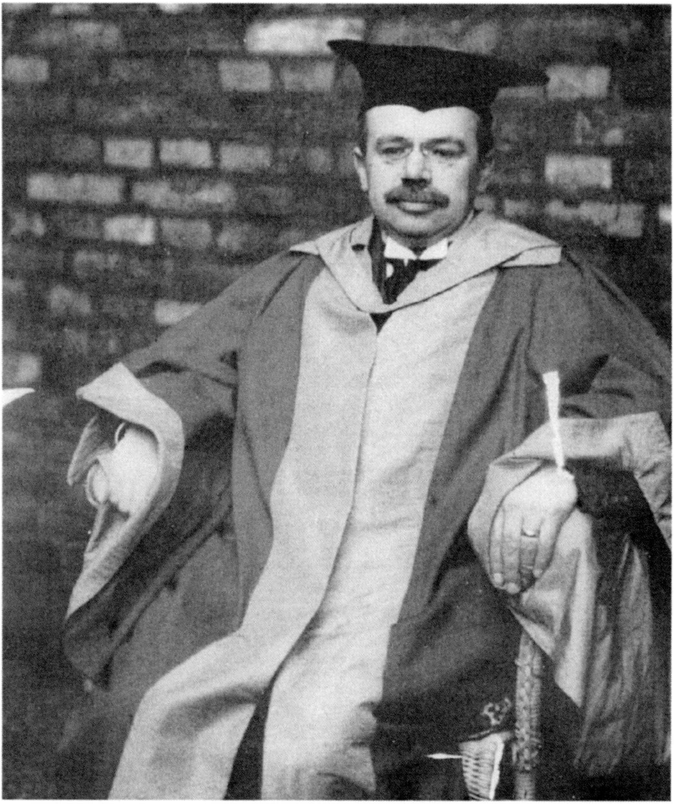

Fritz Strassmann, Ehrenpromotion in Edinburgh am 4. Juli 1913

Einführung

Fragen wir uns, wie ein Wissenschaftler in seiner Zeit gedacht hat – gemeint ist hier das ausgehende 19. und erste Drittel des 20. Jahrhunderts –, dann sind Zeitzeugen heranzuziehen, aber auch seine Publikationen. Dies soll hier am Beispiel von Prof. Dr. Dr. h.c. Fritz Strassmann (1858–1940) geschehen, dem Berliner Gerichtsmediziner, der weit über die Grenzen seines Vaterlandes, ja Europas hinaus anerkannt und berühmt war. Da diese Miniatur aber von einer Ärztedynastie handelt, beginnt sie mit dem, was Fritz über seinen Vater, Dr. Samuel Strassmann, aufgeschrieben hat, dem ersten Arzt dieser Dynastie, deren Vertreter dann rechtsmedizinisch tätig waren. Zu seiner Zeit war Fritz Strassmann einer der namhaftesten Gerichtsmediziner Deutschlands. Während seines 31-jährigen Direktorats wurde die Unterrichtsanstalt für Staatsarzneikunde zum Mittelpunkt der Aus- und Weiterbildung in der gerichtlichen Medizin für viele Studenten der Medizin und der Rechtswissenschaft sowie für Ärzte und für Medizinal- und Kriminalbeamte aus dem In- und Ausland. Strassmann war Mitbegründer der Deutschen Gesellschaft für gerichtliche Medizin im Jahre 1904, er war auch der erste Vorsitzende dieser Gesellschaft und später ihr Ehrenmitglied.

Von der juristischen Fakultät der Universität Edinburgh wurde er 1913 mit dem »Dr. h. c.« ausgezeichnet, eine Ehrung, über die er sich ganz besonders freute, wie man in seinen Lebenserinnerungen nachlesen kann. Was relativ selten der Fall sein dürfte: Über ihn liegt sogar eine Doktorarbeit vor (C. Menzel).
Anlässlich der 100-Jahr-Feier der Deutschen Gesellschaft für Rechtsmedizin (Berlin und Breslau/Wrocław) ist die Fritz-Strassmann-Medaille gestiftet worden, mit der jedes Jahr eine Persönlichkeit des öffentlichen Lebens, die sich der Rechtsmedizin besonders verbunden fühlt, ausgezeichnet wird. Erstmalig erhielt diese Medaille Frau Prof. Dr. jur. Dr. h.c. mult. Jutta Limbach, ehemals Präsidentin des Bundesverfassungsgerichts. Auch trägt das alte Institutsgebäude in Berlin-Mitte (Hannoversche Straße 6), in dem Fritz Strassmann viele Jahre so erfolgreich tätig gewesen ist, seinen Namen: Strassmann-Haus.
Der älteste Sohn von Fritz, Prof. Dr. Georg Strassmann, hat auch das Fach seines Vaters gewählt. Bevor er in die USA emigrieren musste, war er außerordentlicher Professor für gerichtliche Medizin an der Universität Breslau.
Der jüngste Sohn, Dr. Reinhold Strassmann, ein hervorragender Mathematiker, ist im Ersten Weltkrieg mehrfach verwundet worden. Anlässlich einer Stolperstein-Verlegung hat Jutta Lange-Quassowski

seine Lebensdaten aus mehreren Archiven zusammengetragen. An Hand vieler Briefe würdigt sie seinen Versuch, sich in der Zeit der systematischen Depravation – der Entrechtung, Verfolgung und der Deportationen – zu behaupten. Im Anschluss daran zeigt sie die Schwierigkeiten und Brüche selbst für diejenigen auf, die in die USA emigrieren konnten, wie Georgs Familie.
Bevor auf diesen Zweig der Strassmann`schen Ärztedynastie eingegangen wird, erfolgt ein kurzer Abriss von dem Berliner Medizinhistoriker Prof. Dr. Dr. Rolf Winau über einen Teil der großen Strassmann-Familie mit ihren vielen Ärzten. Wer mehr über den anderen Zweig der Ärztedynastie, den der Frauenärzte und Geburtshelfer, wissen und andere faszinierende Persönlichkeiten kennen lernen möchte, dem sei das spannende Buch von W. Paul Strassmann (USA) »Die Strassmanns – Schicksale einer deutsch-jüdischen Familie über zwei Jahrhunderte« (2006) empfohlen. Weitere Literaturempfehlungen sind am Ende des Buches und in den Anmerkungen zu Reinhold Strassmann zu finden.
Der Rechtsmediziner Volkmar Schneider hat sich als Inhaber des Lehrstuhls, den einst Fritz Strassmann inne hatte, immer der Erinnerung an diesen großen Gelehrten verpflichtet gefühlt und viel unternommen, um das 1933 verordnete Vergessen zu durchbrechen,

die immensen wissenschaftlichen und gesellschaftspolitischen Leistungen, auf denen die Gerichtsmediziner nach Fritz aufbauen können, hervorzuheben und sich für ein würdiges Gedenken einzusetzen. Die Politologin Jutta Lange-Quassowski hat sich als Leiterin der Ernst-Strassmann-Stiftung drei Jahrzehnte für die Aufarbeitung der Vergangenheit engagiert und einen Verlag vom Buch des amerikanischen Autors W. Paul Strassmann überzeugen können. Die Bitte der Johannes-Kirchengemeinde Berlin-Schlachtensee an sie, anlässlich einer von ihr in die Wege geleiteten Stolperstein-Verlegung dort einen Vortrag über ihr früheres Kirchenmitglied Reinhold Strassmann zu halten, führte die beiden Wissenschaftler Schneider und Lange-Quassowski zusammen und ließ in interdisziplinärer Zusammenarbeit dieses Buch entstehen.

Koblenz und Berlin im März 2012

Die Familie Straßmann

von Rolf Winau

Im Jahr 1928 veröffentlichte die Berliner Illustrierte ein Bild aus Anlass des 90. Geburtstages eines ihrer Ehrenbürger: Geheimrat Dr. Ferdinand Straßmann. Dieses Bild hat dem heutigen Vortrag den Titel gegeben; denn als mir Herr Rothschild den Wunsch des Jubilars andeutete, den Berliner Rechtsmediziner Fritz Straßmann zum Gegenstand des Festvortrages zu machen, da stand mir dieses Bild sofort vor Augen.

Und seine Unterschrift »Eine Berliner Ärztefamilie« ist, streng genommen, genauso falsch wie mein Titel: Richtig müsste es heißen, die männlichen Mitglieder der Familie Straßmann, denn nur um diese handelt es sich hier. Die Generationen sind um einen Tisch gruppiert, drei weitere Mitglieder der Familie blicken von den Bildern an den Wänden. Im Einzelnen handelt es sich um: links am Tisch sitzend der Berliner Ehrenbürger Dr. Ferdinand Straßmann, rechts sitzend der Gerichtsmediziner Fritz Straßmann, stehend in der Mitte der Gynäkologe Paul Straßmann, die beiden stehenden jüngeren Männer sind Erwin Straßmann und Georg Straßmann. Auf den Bildern sind zu erkennen: Wolfgang, Heinrich und Samuel Straßmann.

Sie alle gehören zur großen Straßmann-Familie, die nicht nur die Berliner Medizin, sondern auch das

kommunalpolitische Geschehen der Stadt Berlin mitgeprägt haben.
Ehe wir uns den einzelnen Mitgliedern zuwenden wollen, ihre verwandtschaftlichen Beziehungen und ihre wissenschaftlichen Karrieren verfolgen wollen, möchte ich mich vorweg bei Manfred Stürzbecher bedanken, auf dessen Forschungen ich für diesen Vortrag zurückgreifen kann und der mir unveröffentlichtes Material bereitwillig zu Verfügung gestellt hat.
Stammvater der Familie ist der jüdische Kaufmann Hermann Ludwig Straßmann in Rawitsch, »einer kleinen, regelmäßig angelegten, sauberen Stadt in ganz reizloser Umgebung in der reizlosesten Provinz unseres preußischen Vaterlandes, nämlich in der Provinz Posen«, wie der Sohn Heinrich in seinen Erinnerungen aus meinem Leben» schreibt, die, ursprünglich nur für die Familie gedacht, 1974 von dem Enkel Gerhard Masur veröffentlicht wurden (Heinrich Straßmann: Erinnerungen aus meinem Leben, niedergeschrieben für meine Kinder, Berlin, Frühjahr 1899, hrsg. v. Gerhard Masur, Jahrbuch für die Geschichte Mittel- und Ostdeutschlands, 23, 1974, S. 160–231).
Diese Erinnerungen sind ein Dokument für die Assimilation einer jüdischen Familie, ihre Integration in das politische Leben der Reichshauptstadt und ein kleiner Beitrag auch zur Geschichte des deutschen Bildungsbürgertums. Das wird schon dadurch deut-

lich, dass Hermann Ludwig Straßmann seine Kinder, auch seine Töchter, in eine christliche Elementarschule schickte. »Mein Vater wollte für seine Kinder etwas Besseres und erkannte bald, dass dieses Bessere nur auf dem Weg einer geeigneten Schulbildung zu erreichen sei«.

Fünf Brüder waren es, die, alle in Rawitsch geboren, in den 40er und 50er Jahren nach Berlin gingen, vier von ihnen waren Ärzte, sie sind auf dem Bild zu sehen, der fünfte, Bernhard, hatte das Maurerhandwerk gelernt, dann aber in Berlin die Bauakademie besucht und war offensichtlich auf seinem Feld erfolgreich wie seine Brüder.

Der älteste, Wolfgang, war 1821 geboren, hatte an der Universität Breslau zunächst an der Philosophischen Fakultät studiert, war dann aber zum Medizinstudium nach Berlin gegangen. Liberal durch sein Elternhaus geprägt, beteiligte er sich an der Märzrevolution in Berlin, stand in den Barrikaden, kämpfte in vorderster Linie und wurde beim Sieg der Rechten 1849 aus der Stadt ausgewiesen. In Schleswig-Holstein kämpfte er auf der Seite der Aufständischen gegen Dänemark und konnte erst 1854 mit einer Sondergenehmigung sein Studium in Berlin abschließen. Seine Dissertation wurde im selben Jahr angenommen, und er konnte sich schließlich als Arzt, Wundarzt und Geburtshelfer niederlassen. Neben seiner ärztlichen Tätigkeit, auch

bei den wiederholten Choleraepidemien zeichnete er sich als Leiter eines Cholera-Lazaretts aus, hat er sich vor allem für soziale Belange eingesetzt. In der Stralauer Vorstadt gründete und leitete er eine Genossenschaftsbank, von 1875 bis 1885 war er Stadtverordneter, zuletzt Stadtverordnetenvorsteher und auch Mitglied des Preußischen Abgeordnetenhauses. Als er 1885 starb, fand die Trauerfeier im Roten Rathaus statt, und der große Trauerzug zog durch die Stadt zum Jüdischen Friedhof in der Schönhauser Allee. Ihm zu Ehren wurde in Friedrichshain eine Straße benannt.
Der zweitälteste Sohn, Samuel, geboren 1826, ging zum Medizinstudium gleich an die Berliner Universität. Er war wohl der geschickteste von den Brüdern, denn ihm gelang es nicht nur, während seines Studiums eine bezahlte Stellung zu finden, er war es auch, der die nach ihm nach Berlin kommenden Brüder bei sich aufnahm. In der Mittelstraße war die WG Straßmann gelegen, der nach und nach vier Brüder angehörten, und die vor allem von Samuel finanziert wurde. »Mein Bruder Samuel war der Vertreter der Brüderschaft nach außen, der Haupterwerber unseres gemeinsamen Unterhaltes. Unter seinem Namen gingen die ›Notizen für praktische Aerzte‹ in die Welt. Er führte auch die Kasse, erhob die Einnahmen und regulierte die Ausgaben. Samuel war von ungemein sympathischem

Wesen und aristokratischen Formen, ruhig und maßvoll, sauber von außen und innen, von weicher Gemütsart und großer Hilfsbereitschaft. (…) Es genügte selbst meine damals noch so unreife Erfahrung, um vorauszusehen, dass Wolfgang ein bedeutender Mann und Samuel ein gesuchter Hausarzt in Berlin werden würde«, schrieb der Bruder Heinrich.
Die Praxis wurde später in die Friedrichstraße verlegt. Auch Samuel hatte sich am Märzaufstand beteiligt, hatte sogar, sehr zum Missfallen des Rektors Johannes Müller, beim Einzug des Militärs eine schwarze Trauerfahne vom Balkon der Universität gerollt, aber geschickter als sein älterer Bruder war er allen Sanktionen entkommen: unter tätiger Mithilfe seines Verlegers wurde er »Gouverneur« bei dem jungen Grafen Lucchesini. »Graf Lucchesini, der Vater war Hofmarschall des Prinzen Karl, des Bruders Kaiser Wilhelm I und Vater des Prinzen Friedrich Karl. Durch seine Zugehörigkeit zum Hause Luccesini wurde Samuel dem Berliner Treiben entzogen und sein Sündenregister wurde auch später nicht aufgerollt«. Samuel ist auf der Höhe seines Schaffens mit 55 Jahren an einem Diabetes mellitus (»akut auftretend«, schreibt der Bruder) gestorben.
Drittes Mitglied in der WG Straßmann war Bruder Bernhard, geboren 1831, der einzige Nichtmediziner der Brüder, der sich um den Bau der Berliner Wasser-

versorgung und Kanalisation verdient gemacht hat und der 1897 gestorben ist.
Vierter im Brüderbunde war Heinrich, geboren 1834, der 1854 in die Mittelstraße einzog, das Medizinstudium begann, sich an den Verlagsarbeiten der Brüder beteiligte und dadurch auch Kontakte zu den Professoren knüpfen konnte. Bei Johannes Müller wurde er, wir würden heute sagen, Tutor im Präpariersaal, im Auftrag des Verlages Hirschwald stenographierte er die Vorlesung von Moritz Traube über Perkussion und Auskultation mit, um sie für die Publikation vorzubereiten.
Schon früh scheint er sich für die Gynäkologie und Geburtshilfe entschieden zu haben, wenn er auch auf dem Praxisschild, wie seine Brüder, als Arzt, Wundarzt und Geburtshelfer ausgewiesen ist. Er wurde zum Sanitätsrat und Geheimen Sanitätsrat ernannt, ein Zeichen für die Integration in die Berliner Gesellschaft.
Wenden wir uns nun den Lebenden auf unserem, wahrscheinlich 1913 aufgenommenen Bild zu: Ganz links sitzt Ferdinand Straßmann, der jüngste der fünf Brüder, 1838 geboren, 1915 zum Berliner Ehrenbürger ernannt und 1931 gestorben. Er sollte, so hatten es die großen Brüder entschieden, als er nach Berlin kam, nicht auch noch Mediziner werden, sondern in der Firma der Familie zweier seiner Schwägerinnen, der Firma Levy, eine Ausbildung als Kaufmann absolvie-

ren. Er beugte sich zunächst der brüderlichen Anordnung, aber schon nach einem halben Jahr hatte er die großen Brüder überzeugt, dass auch er Medizin studieren wollte. Die Brüder bezahlten das Studium. »Nun waren wir richtig 4 Brüder Mediziner, nur Lütjen (Bernhard) war als Maurermeister aus der Art geschlagen«. Ferdinand, in der Familie Nante genannt, machte 1863 Examen, ließ sich als praktischer Arzt nieder und war vielfältig sozial engagiert. So leitete er 1866 ein Cholera-Lazarett und engagierte sich 1870/71 im Barackenlazarett auf dem Tempelhofer Feld. 1869 hatte er die Berliner Kaufmannstochter Margarete Rosenthal geheiratet. Seit 1884 war er in der Kommunalpolitik tätig, war Abgeordneter und Mitglied mehrerer Ausschüsse. So gehörte er der Schuldeputation an und war ehrenamtlicher Vorsteher der Städtischen Taubstummenschule. 1889 wurde er zum unbesoldeten Stadtrat gewählt und trat so in die Exekutive ein. Die Aufgaben, die nun auf ihn zukamen, waren so vielfältig und umfangreich, dass er kaum noch Zeit für seine Praxis fand und diese schließlich ganz aufgab. Zu seinen Dienstobliegenheiten gehörten der Vorsitz im Ausschuss für das Rettungswesen, er war Magistratskommissar für das Desinfektionswesen, Mitglied der Ausschüsse für die städtischen Krankenanstalten und die öffentliche Gesundheitspflege, für das Turn- und Badewesen, für

Statistik und für die Einkommenssteuer-Berufungsangelegenheiten, er gehörte der Gewerbedeputation, der Armendirektion und der Waisenhausverwaltung an. Er war damit de facto Leiter des städtischen Gesundheitswesens. Bis 1919, also bis über seinen 80. Geburtstag hinaus, behielt Ferdinand Straßmann diese Funktion.

Hatten die vier Medizinbrüder in Berlin die Möglichkeit gefunden, als Ärzte eine berufliche Existenz aufzubauen, hatten sie alle soziales und politisches Engagement gezeigt, so war es erst die nächste Generation, die auch in der Wissenschaft sich einen Namen machen konnte.

In der Mitte des Bildes steht Paul Straßmann. Paul war der Sohn von Heinrich, geboren 1866 in Berlin. Er studierte Medizin in Berlin und Heidelberg. Schon früh wandte er sich der Gynäkologie und Geburtshilfe zu, seine Dissertation handelt von der Lehre von der mehrfachen Schwangerschaft und wurde 1888 verteidigt. Manfred Stürzbecher hat die Thesen dieser Arbeit mitgeteilt, und ich will sie Ihnen nicht vorenthalten.

1. Die Geburt des 2. Zwillings darf nur auf Grund einer strengen Indikation beschleunigt werden.
2. Auf die allgemeine wissenschaftliche Ausbildung der Hebammen ist größeres Gewicht zu legen.
3. Es erscheint geboten, das weibliche Geschlecht in der Ausbildung der praktischen Medizin, soweit es

die Geburtshilfe betrifft, auf die für Hebammen bestimmten Grenzen und die Pflege der Wöchnerinnen zu begrenzen.

1889 wurde Paul Straßmann approbiert, war danach Assistent bei Löhlein in Gießen und Gusserow in Berlin, wo er sich 1897 habilitierte. 1906 wurde er zum Titularprofessor ernannt. 1907 eröffnete er eine Privatklinik in der Oranienburger und eine private Poliklinik in der Luisenstraße. In den Jahren 1908/09 ließ er in der Schumannstraße eine Privatklinik erbauen. Das noch existierende Haus ist einer der wenigen Jugendstilbauten Berlins. 1921 wurde er außerordentlicher Professor. Wie sein Vater und seine Onkel war er nationalliberal und sozial eingestellt. Die Gefahren des Nationalsozialismus hat er offensichtlich nicht erkannt oder unterschätzt. Den Boykottmaßnahmen stand er hilflos gegenüber, 1935 wurde ihm die Lehrerlaubnis entzogen, die Patientenzahl in der Privatklinik, in der mehr als 14.500 Geburten erfolgt und mehr als 25.000 Patientinnen stationär behandelt worden waren, sank rapide, die Klinik musste 1936 verkauft werden. Auf einer Reise in die Schweiz ist Paul Straßmann 1939 gestorben.

Der zweite aus der zweiten Generation hier Abgebildete ist Fritz Straßmann. »Am 27. VIII. 1858 wurde nun unserem Bruder (Samuel), ich hätte beinahe gesagt uns allen, ein Sohn geboren. Er erhielt den

Namen Fritz. Das Fritzchen spielte in unserer Bruderschaft eine große Rolle, er wurde der Gegenstand unserer allgemeinen Zärtlichkeit und Bewunderung, manchmal aber auch, unserer bangen Sorge. Ich besonders hatte für den jüngsten Straßmann eine fast väterliche Zuneigung und verfolgte mit stets wachsender Teilnahme seine Gymnasial- und Universitätszeit«, schreibt Onkel Heinrich. Fritz hatte drei Schwestern, alle mit Medizinern verheiratet, eine mit Albert Fränkel, er selbst war mit einer Schwester Moritz Borchardts, des berühmten Chirurgen am Krankenhaus Moabit, verheiratet. Studiert hat Fritz Straßmann in Heidelberg, Leipzig und Berlin, wurde 1879 promoviert und war ein Jahr später approbiert worden. 1884 trat er nach Assistentenzeiten bei Nothnagel, Cohnheim und Weigert als Assistent in die »Unterrichtsanstalt für Staatsarzneikunde« bei Carl Liman ein. Liman war seit 1875 alleiniger Vertreter der Staatsarzneikunde und hatte gerade den Neubau eines neuen selbständigen Leichenschauhauses durchgesetzt. Er konnte allerdings nicht verhindern, dass 1886 die Anwesenheit von Studenten bei gerichtlichen Sektionen verboten wurde. In dieser für die Gerichtsmedizin turbulenten Zeit legte Straßmann sein Physikatsexamen ab und habilitierte sich für Staatsarzneikunde, seine Antrittsvorlesung handelte von »Leichenerscheinungen im Wasser«. Nach einem kurzen Zwischenspiel als Prosektor im Augusta-Hospital wurde ihm 1891 nach dem Tod Limans zunächst kommissarisch, 1894 dann als außerordentlicher Professor die Leitung der Unterrichtsanstalt übertragen. Straßmann wurde Gerichts-Physikus der Stadt Berlin, Lehrer an der Pépinière, 1901 wurde er in das Medizinkollegium der Provinz Brandenburg berufen, er wurde ordentliches Mitglied der wissenschaftlichen Deputation für das Medizinalwesen, er erhielt den Titel Geheimer Medizinalrat, 1921 wurde er schließlich ordentlicher Professor und Mitglied im Preußischen Landesgesundheitsrat. 1926 wurde er emeritiert, vertrat aber noch bis zur Berufung von Müller-Hess die Lehre in der seit 1901 obligatorischen und zum Prüfungsstoff im Medizinischen Staatsexamen gehörenden Gerichtlichen Medizin.

Straßmanns wissenschaftliche Interessen waren breit gestreut. Er hat experimentelle Arbeiten zur Wirkung des Chloroforms ebenso vorgelegt wie zum chronischen Alkoholismus, er hat über forensisch-psychiatrische Fragen publiziert und über quantitative Bestimmungsfragen. Sein »Lehrbuch der gerichtlichen Medizin« erreichte mehrere Auflagen und Übersetzungen, seine »Medizin und Strafrecht« richteten sich ebenso an Juristen wie an Ärzte. Straßmann erhielt vielfältige Ehrungen, er war korrespondierendes Mitglied zahlreicher europäischer wissenschaftlicher Gesellschaften, Ehrenmitglied der Deutschen Gesellschaft für gerichtliche und soziale Medizin und des Deutschen Medizinalbeamtenvereins, Ehrendoktor der Juristischen Fakultät der Universität Edinburgh. Schon emeritiert bekam auch Fritz Straßmann die antisemitischen Diskriminierungen zu spüren. Auch ihm wurde 1935 die Lehrbefugnis entzogen, der Tod kam 1940 einer Deportation zuvor.

Die beiden Vertreter der jüngsten Generation seien noch kurz vorgestellt. Links steht der damalige Assistenzarzt Erwin Straßmann. 1895 als Sohn von Paul Straßmann geboren. Er hat in Berlin Medizin studiert, 1922 war er promoviert und approbiert worden. Seine gynäkologische Ausbildung erhielt er in der Frauenklinik der Charité und wurde dann Assistent und Oberarzt in der Privatklinik seines Vaters. 1932 habilitierte er sich für Gynäkologie und Geburtshilfe, 1935 wurde ihm die venia legendi entzogen. Nach dem Klinikverkauf 1936 emigrierte er in die USA, wo er zunächst an der Mayo-Klinik in Rochester, dann in Houston/Texas und schließlich als Professor of Clinical Gynaecology and Obstretics am Baylor University College of Medicine tätig war. Er ist 1972 gestorben.

Georg Straßmann ist der Sohn von Fritz Straßmann. Er ist 1890 geboren, studierte in Berlin, Tübingen und Heidelberg, wurde 1913 promoviert und approbiert.

Nach Assistenzjahren in der gerichtlichen Medizin habilitierte er sich und war danach Dozent für gerichtliche Medizin in den Jahren 1923 bis 1925, am Berliner Institut 1925 bis 1927. 1928 wurde er außerordentlicher Professor an der Universität Breslau.
Auch er verlor 1935 seine Lehrbefugnis und wurde aus dem preußischen Staatsdienst entlassen. 1938 gelang ihm die Emigration in die USA, wo er nach Absolvierung des amerikanischen Staatsexamens als Pathologe und Laboratoriumsdirektor am Metropolitan State Hospital in Waltham, Mass. tätig war. Nach seinem Retirement hat er noch beim Chief Medical Examiner von New York City und am New York Medical Center gearbeitet. 1962 war Georg/e Straßmann zu Gastvorlesungen an der FU Berlin, die Deutsche Gesellschaft für gerichtliche und soziale Medizin ernannte ihn, wie seinen Vater, zum Ehrenmitglied. 1967 wurde er mit dem Bundesverdienstkreuz 1. Klasse ausgezeichnet. Georg Straßmann ist 1970 gestorben.
Wie kaum eine andere Familie hat die Familie Straßmann das Berliner Leben und die Berliner Wissenschaft geprägt, an ihrem Beispiel habe ich Ihnen die Assimilation und Integration bildungswilliger jüdischer junger Männer in einem für die Zeit typischen Fach, der Medizin, gezeigt. In der zweiten Generation gelang es der Familie auch in den Bereich der Uni-

versität vorzudringen, ehe in den Jahren nach 1933 dies alles in wenigen Jahren durch den Antisemitismus und Rassenwahn der Nationalsozialisten zunichte gemacht wurde.

Nachtrag

Univ.-Prof. Dr. med. Dr. phil. Rolf Winau, Lehrstuhlinhaber an der Freien Universität Berlin/später Charité – Universitätsmedizin Berlin (Geschichte der Medizin) hielt den Vortrag am 27. Januar 2000 im Botanischen Museum in Berlin-Dahlem anlässlich des Festsymposiums zum 60. Geburtstag von Volkmar Schneider.
Rolf Winau wurde 1976 zum ordentlichen Professor für Geschichte der Medizin an die FU berufen. Er war langjähriger Dekan und Prodekan, Gründungsdirektor des Zentrums für Human- und Gesundheitswissenschaften der Berliner Hochschulmedizin, von 1982 bis 1985 Vorsitzender der Deutschen Gesellschaft für Geschichte der Medizin, Naturwissenschaft und Technik. Seine Forschungsschwerpunkte waren u.a. Medizin im Nationalsozialismus und Geschichte der Berliner Medizin. 2006 ist Rolf Winau, 69-jährig, verstorben.

Anmerkung

Zu der Frage der Schreibweise des Familiennamens schreibt W. Paul Strassmann in seinem Buch »Die Strassmanns« (Frankfurt 2006) auf S. 376: »Ursprünglich schrieb sich der Name der Familie Straßmann mit ›ß‹. Nach der Emigration änderten viele Familienmitglieder ihren Namen in ›Strassmann‹.« Um Verwirrungen zu vermeiden, wird in den folgenden Texten die veränderte Schreibweise angewendet.

Aus den Erinnerungen von Fritz Stern

Wenn man sich näher mit der Strassmann-Familie beschäftigt, wie dies der viel zu früh verstorbene Medizinhistoriker Rolf Winau getan hat, dann sind die Erinnerungen des Historikers Fritz Stern (Fünf Deutschland und ein Leben. C.H. Beck Verlag, München, 2007) eine wertvolle Ergänzung, in denen man zugleich viele Parallelen im Vergleich beider Familien entdeckt. Interessant ist auch, was er über die Juden im Deutschen Reich schreibt: »Meine vier Urgroßväter, meine beiden Großväter und mein Vater waren alle Ärzte. (…) Die deutsch-jüdische Koexistenz hatte in fast jeder Hinsicht etwas Asymmetrisches. Von manchen Bereichen ausgesperrt, waren Juden in anderen über alle Erwartungen hinaus erfolgreich: Außergewöhnlich war ihre führende Stellung in den freien Berufen, unter Anwälten, Medizinern und Journalisten; eine wichtige Rolle spielten sie im Handel und Bankwesen; sie waren überproportional erfolgreich, ihre Kinder überproportional an den Hochschulen. Im späteren 19. Jahrhundert erlangten deutsche Juden eine noch nie da gewesene Vorrangstellung in den Naturwissenschaften, einem Bereich, wo Deutsche und Juden – wie man durchaus sagen könnte – in einem einmaligen Schmelztiegel der Begabungen einander ergänzten und zusammenarbeiteten. (...) Unter den großen akademischen Berufen – Medizin, Recht und Theologie – genoß die Medizin wohl das höchste Ansehen, verbanden sich in ihr doch Fürsorge, Selbstlosigkeit und Wissenschaft. Es ist bekannt, dass ein großer Teil der deutschen Juden besonders von der Medizin angezogen war; am Ende des 19. Jahrhunderts waren die Breslauer Ärzte fast zur Hälfte Juden oder jüdischer Abstammung.«

Zur »Konversion« äußert sich Fritz Stern u. a. wie folgt:

»Nehmen wir nur das Beispiel eines Freundes meiner Großeltern, Fritz Haber, der als äußerst begabter und ungeheuer ehrgeiziger Chemiker 1892 konvertierte – zum Entsetzen seines Vaters. Die Konversion hat Habers akademische Karriere sicherlich erleichtert, in deren Verlauf er zu einer überragenden Gestalt der deutschen Wissenschaft wurde und als höchste Anerkennung den Nobelpreis erhielt. Haber hatte unbedingt eine Professur an der Universität angestrebt, die ihm aber versagt blieb, weil er Jude war. Deshalb rieten nicht jüdische Mentoren ihren jüdischen Studenten dringend zur Konversion, ein Schritt, den viele jedoch nicht taten, sei es aus Stolz, Ergebenheit gegenüber dem Vater oder Selbstachtung, so etwa Richard Willstätter, Habers engster Freund oder der berühmte Industrielle und Staatsmann Walther Rathenau.«

Fritz Strassmann gibt in seinen Lebenserinnerungen keinerlei Hinweise auf Judentum, Christentum, Assimilation, Antisemitismus oder politische Ideologien, so nachzulesen bei W. Paul Strassmann. In dem Aufsatz über Reinhold Strassmann gibt es jetzt eine Reihe von Hinweisen zur Religiosität der einzelnen Mitglieder der Familie von Fritz Strassmann.

Samuel/Sallust Strassmann – Der Begründer der gerichtsmedizinischen Ärztedynastie

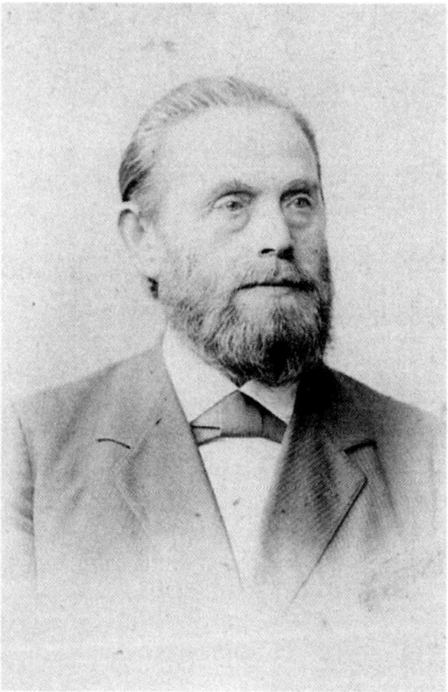

Samuel Strassmann, 1875

Samuel war der zweite von fünf Brüdern, die von Rawicz/Rawitsch im Posener Land nach Berlin eingewandert waren, um hier eine höhere Ausbildung wahrzunehmen. Vier dieser fünf Brüder hatten Medizin studiert. Schon im Posener Land waren sie – untypisch für die damalige Zeit – von ihrem Vater nach Lissa auf ein deutschsprachiges Gymnasium geschickt worden und hatten dort auch Latein gelernt. Alle wurden bedeutende Ärzte. Samuels Linie führt zu den berühmten Rechtsmedizinern, von denen hier die Rede sein wird. Aus Aufzeichnungen von Samuels Sohn Fritz von 1933 für seine Söhne Georg und Reinhold erfahren wir über ihn:

»Er war bei seinen Patienten sehr beliebt und genoss die besondere Hochachtung seiner Kollegen. Bei seinem Tode wurde in der *Berliner klinischen Wochenschrift* von ihm gesagt, er war eine Zierde unseres Standes. Seine Praxis war fast ausschließlich eine hausärztliche. Er betreute die Familien, deren Hausarzt er war, das Jahr über und empfing dann am Jahresende das von diesen Familien selbst bestimmte Honorar. Er hat nie im Leben eine Rechnung geschrieben, war überhaupt von einer vorbildlichen Noblesse der Gesinnung. In einer für mich nicht ganz schmeichelhaften Weise kam die Schätzung, die er sich erworben hatte, zum Ausdruck, als ich bei einem der ersten Kongresse für innere Medizin dem damaligen Kliniker von Leyden, S. Rosenstein, vorgestellt wurde und dieser hörte, wessen Sohn ich sei. Er sagte mir: ›Sie gleichen aber ihrem Vater durchaus nicht, der hatte ein so ungewöhnlich distinguiertes Äußeres‹. Mein Vater pflegte um 9 Uhr auszugehen und die erforderlichen Besuche in der Nachbarschaft zu machen. Um 10 Uhr fuhr dann der Wagen [Kutsche, L-Qu] vor – der Doktorwagen war damals etwas Selbstverständliches – und er machte die entfernteren Besuche bis zum Mittag, das bei uns gewöhnlich um 3 Uhr eingenommen wurde. Die Sprechstunde von 4–5 spielte bei seiner ärztlichen Tätigkeit keine Rolle, gewöhnlich erledigte er in dieser die Aufgaben seiner kommunalen Ehrenämter, besonders des Waisenrats, denen er mit gleicher Pflichttreue wie seine Praxis oblag. Es ist eine meiner frühesten Erinnerungen, dass er bei einer Weihnachtsbescherung für die Waisen der Dorotheenstadt, die im Hotel Arnim, Unter den Linden, stattfand, – das Hotel lag zwischen Friedrich- und Charlottenstrasse, auf der Nordseite – die spätere Kaiserin damalige Königin Auguste empfing und herumführte. Sie wurde in unserem Hause besonders hochgeschätzt [Sie war sehr volksnah und sozial eingestellt, L-Qu]. Ich habe während dieser Zeit, worauf ich noch zurückkomme, gewöhnlich meine Schularbeiten mit seiner Hilfe gemacht und seinen Verkehr mit den Vormündern usw. mit angehört. Mir ist eine Szene von damals noch in Erinnerung geblieben. Mein Vater fragte eine Frau, die ein Waisenkind zu sich nehmen wollte: ›Es ist Ihnen ja wohl bekannt, dass es ein jüdisches Kind ist, das Sie sich ausgesucht haben?‹, worauf die Frau erwiderte: ›Aber, Herr Doktor, was macht denn das, wir glauben doch alle an einen Gott‹. Diese Anschauung war zu jener Zeit in den sechziger Jahren [des 19. Jhdts., L-Qu] in Berlin noch weit verbreitet.«[1]

Fritz hatte die Büste seines Vaters immer in der Ecke seines Arbeitszimmers stehen. Über sein frühes Ableben schreibt er, nachdem er die wegen der mittlerweile fünf Kinder bezogene größere Wohnung beschreibt:

»Mein Vater ist dort im Alter von 53 Jahren gestorben. Er entdeckte ein halbes Jahr vor seinem Tode, dass er Diabetiker war, was damals ja einem Todesurteil gleichkam. Leyden, der ihn behandelte, schickte ihn nach Karlsbad mit der Weisung, ihn ganz zuckerfrei zu machen, weil er hoffte, dass diese Befreiung günstig auf die psychische Depression wirken sollte, die sich bei ihm nach Entdeckung der Krankheit eingestellt hatte. Ob dieses radikale Vorgehen ihm geschadet hat, lasse ich dahingestellt; er kam im Herbst, nachdem wir noch eine Erholungsreise nach Ischl, Aussee und Gastein unternommen hatten, nach Berlin zurück, übernahm wieder seine Praxis und erkrankte dann sehr bald unter überaus schweren Anfällen von Angina pectoris, wie ich sie so schrecklich nie wieder gesehen habe. Am 8. Dezember [1879, L-Qu] starb er. Er hatte noch die Freude, die ersten glücklich bestandenen Stadien des Staatsexamens von mir zu erleben … Den Doktor hatte ich ja nach damaliger Sitte schon vorher (13.10.1879) erworben.«[2]
Fritz war das älteste der fünf Kinder.

(zusammengestellt von Jutta Lange-Quassowski)

Fritz Strassmann – Gerichtsmediziner an der Charité

Notizen zu meinem Leben

von Fritz Strassmann

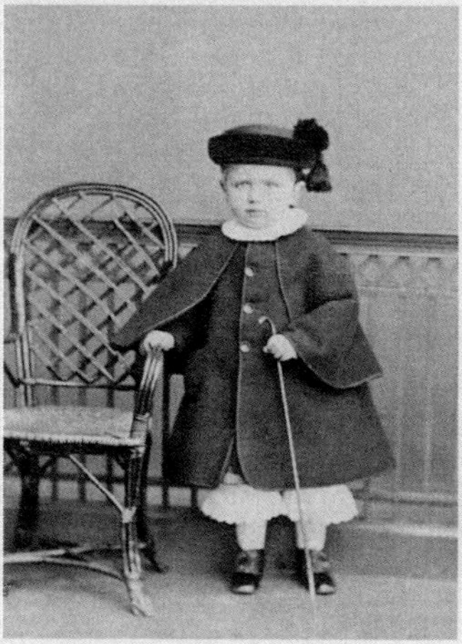

Fritz Strassmann, ca. 1860

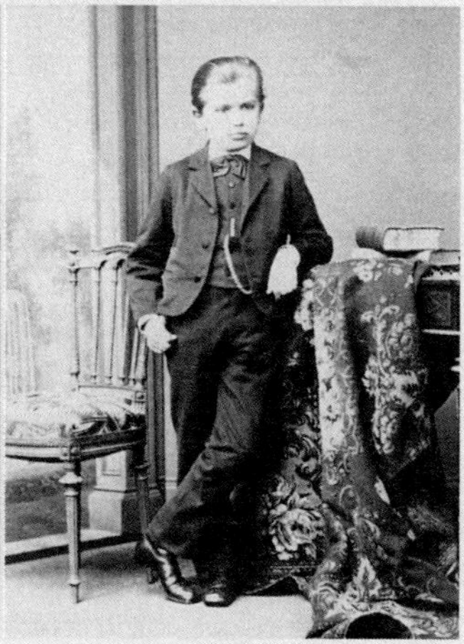

Fritz Strassmann, vermutlich September 1871

Über meine Familiengeschichte verweise ich auf die Lebenserinnerungen meines Onkels Heinrich Strassmann, über mich selbst erstattete ich im Oktober 1893 der Innsbrucker medizinischen Fakultät, die mich damals unico loco zum Ordinarius für gerichtliche Medizin und Hygiene vorgeschlagen hatte, den folgenden Bericht:

»Ich bin am 27. August 1858 zu Berlin geboren, wo mein Vater praktischer Arzt war, und erhielt meine Vorbildung auf dem hiesigen Friedrichs-Gymnasium, das ich Michaelis 1875 mit dem Zeugnis der Reife verließ; studierte dann Medizin zu Heidelberg, Leipzig und Berlin, wurde an letzterem Ort auf Grund meiner Dissertation «Über die praefebrile Harnausscheidung» am 11. Oktober 1879 zum Doktor promoviert und erhielt am 1. März 1880 die Approbation als Arzt.
Nach Ableistung meiner Militärdienstpflicht war ich von Ostern 1881 bis Ostern 1883 als Assistent der medizinischen Klinik zu Jena unter Prof. Nothnagel und Prof. Rossbach tätig, arbeitete dann ein Jahr als Volontär am pathologischen und am hygienischen Institut zu Leipzig unter Prof. Cohnheim, Prof. Weigert und Prof. Hofmann. Vom 1. April 1884 bis 1. April 1890 war ich Assistent an der von Prof. Liman geleiteten Unterrichtsanstalt für Staatsarzneikunde der Universität Berlin.
Während dieser Zeit bestand ich am 25. Februar 1885 die Physikatsprüfung und habilitierte mich am 18. Mai 1889 als Privatdozent für Staatsarzneikunde an der Berliner Universität, nachdem die medizinische Fakultät auf Grund meiner bis dahin erfolgten Veröffentlichungen, sowie meiner Antrittsvorlesung ›Über Leichenerscheinungen im Wasser‹ meine Zulassung einstimmig genehmigt hatte.
Nach dem Ausscheiden aus der Assistentenstelle fungierte ich zunächst als Prosektor des hiesigen Augusta-Hospitals, bis ich im Mai 1891 zu einem der drei Kgl. Gerichtsphysiker für die Stadt Berlin ernannt wurde. In dieser Eigenschaft habe ich etwa ein Drittel aller in

Berlin vorkommenden gerichtsärztlichen Geschäfte zu erledigen, meine Amtstätigkeit erstreckte sich jährlich auf 160 – 170 gerichtliche Sektionen und etwa eben so viel anderweitige Untersuchungen, von denen die größere Hälfte zweifelhafte Geisteszustände betrifft. Im Dezember 1891 wurde mir nach dem Tode von Professor Liman die stellvertretende Direktion der Unterrichtsanstalt für Staatsarzneikunde übertragen.
Abgesehen von den schon früher erteilten Vorbereitungskursen für Physikatskandidaten liegt mir seitdem die Abhaltung der Vorlesungen und Kurse über gerichtliche Medizin für die Studierenden, Mediziner wie Juristen, ob.
Der Vollständigkeit halber bemerke ich noch, dass ich der preußischen Armee als Stabsarzt der Landwehr angehöre, dass ich verheiratet und Vater dreier Söhne bin«.
Von späteren Ereignissen habe ich folgende notiert: Schon 1882 war ich zum Lehrer der gerichtlichen Medizin an der Kaiser Wilhelms-Akademie für die militärischen Fortbildungsanstalten bestellt und blieb es bis zu deren Auflösung nach Kriegsschluß.

1894 wurde ich zum Ehrenpräsidenten der Sektion für gerichtliche Medizin des 11. Internationalen Kongresses in Rom und Mitglied des Ausstellungskomitees gewählt,

am 14. August 1894 zum außerordentlichen Professor und Direktor der Unterrichtsanstalt für Staatsarzneikunde ernannt,

1895 zum Mitglied der Kaiserlich Leopoldin. Carolin. Deutschen Akademie der Naturforscher zu Halle a/S. erwählt,

seit 1. Oktober 1896 Herausgeber der Vierteljahrsschrift für gerichtliche Medizin und öffentl. Sanitätswesen mit Schmidtmann, später Abel, Finger und Beninde,

1897 »membre honoraire« der »Société médicine légale de Belgique«,

1897 Ehrenpräsident der Sektion für gerichtliche Medizin des 12. Internationalen Kongresses in Moskau,

1899 Mitglied des Ausstellungskomitees im Kaiserlichen Gesundheitsamt,

1898 Korrespondierendes Mitglied der Société médicine légale de France,

1890 Medizinalassessor beim Königlichen Medizinalkollegium der Provinz Brandenburg (bis 1.1.1903),

1901. 1. April, Königlicher Gerichtsarzt für den Stadtbezirk Berlin (statt des bisherigen gerichtlichen Stadtphysikus),

1901, September, Vorstandsmitglied des Deutschen und Preußischen Medizinalbeamtenvereins,

1902, 1. Juli, ständiger Hilfsarbeiter bei der Wissenschaftlichen Deputation für das Medizinalwesen,

1902–1906 Mitglied des Wissenschaftlichen Ausschusses der Versammlung Deutscher Naturforscher und Ärzte,

1903 Ehrenvorsitzender der Sektion für gerichtliche Medizin und Toxikologie des Internationalen Medizinischen Kongresses in Madrid,

1903 Korrespondierendes Mitglied der Edinburgher medizinisch-chirurgischen Gesellschaft,

1904 Vorsitzender der Berliner gerichtsärztlichen Vereinigung (bis 1930),

1905 Korrespondierendes Mitglied der k.k. Gesellschaft der Ärzte in Wien (15.3.),

1905, 25.9., Erster Vorsitzender der Deutschen Gesellschaft für gerichtliche Medizin für das Jahr 1905/06,

1905, 2.11., Ehrenmitglied der British medico-legal Society,

1906, 22. 1., Charakter als Geheimer Medizinalrat,

1908, Januar, Korrespondierendes Mitglied der Academia medico fisico zu Florenz,

1909, Januar, Korrespondierendes Mitglied der Società di medicina legale Italiana,

1909, November, stellvertretender Vorsitzender der Vereinigung der a.o. Professoren der Universität Berlin,

1910 Erster Vorsitzender der Vereinigung der a.o. Professoren der Universität Berlin, bis November 1911,

1910, 18.12., Socio correspondente del R. Istituto Veneto die Scienze Lettere ed Arti,

1912, 22.1., Sitz und Stimme in der Fakultät bei Beratung gerichtlich-medizinischer Fragen,

1912, 3.6., ordentliches Mitglied der Wissenschaftlichen Deputation für das Medizinalwesen,

1912, 13.8., Roter Adlerorden IV. Klasse,

1912, 16.10., Silberne Hochzeit,

1913, Mitglied des Deutschen Reichskomitees für den Internationalen medizinischen Kongress in London,

1913, Januar, Mitglied des Wissenschaftlichen Ausschusses der Hufeland-Gesellschaft,

1913, 4.7., Honorary Doctor of Laws der Universität Edinburgh,

1913, August, Ehrenvorsitzender der Sektion für gerichtl. Medizin des Internationalen medizinischen Kongresses zu London,

1914, 7.5., bei Einweihung des Erweiterungsbaues des Instituts, Kronenorden III. Klasse,

1916, 1.8., zum Mitglied des Senats der Berliner Universität für 1916/17 gewählt,

1917, 31.3., Verdienstkreuz für Kriegshilfe,

1918, 27.8., Festschrift zum 60. Geburtstag,

1921, 15.1., zum ordentlichen Professor ernannt,

1921, 1.6., Mitglied des Preußischen Landesgesundheitsrats (an Stelle der Wissenschaftlichen Deputation) für 5 Jahre,

1926, 1.6., Mitgliedschaft des Landesgesundheitsrats auf 5 Jahre verlängert,

1926, September, Ehrenmitglied des Deutschen Medizinalbeamtenvereins,

1926, September, Mitglied des Wissenschaftlichen Ausschusses der medizinischen Hauptabteilung der Gesellschaft Naturforscher und Ärzte (bis 1932),

1927, September, Ehrenmitglied der Deutschen Gesellschaft für gerichtliche und soziale Medizin,

1927, Oktober, zum Prüfer in gerichtlicher Medizin für das ärztliche Staatsexamen bestimmt,

1928, 27.8., Feier meines 70. Geburtstages, Festschrift (im übrigen vergl. Sondermappe),

1929, 11. 10., Goldenes Doktorjubiläum, vergl. Sondermappe, auch für das Folgende,

1930, 17.7., Festsitzung der Berliner Forensisch-medizinischen Vereinigung aus Anlass des Ausscheidens als Institutsleiter (1. Januar 1930) und Enthüllung der Büste,

1930, 20.11., beim Ausscheiden aus dem Landesgesundheitsrat die silberne Medaille für Verdienst um die Volksgesundheit verliehen,

1931, September, Honorary Fellow of the International medico-legal Association (Chicago, Ill.).

Das Lehrbuch der Gerichtlichen Medizin von 1895

Strassmann hat sein Lehrbuch dem Andenken Carl Liman's gewidmet. Auf 680 Seiten behandelt er das gesamte Gebiet der gerichtlichen Medizin. Im Erscheinungsjahr nehmen in Paris zehntausende Menschen an dem Staatsbegräbnis des im Alter von 83 Jahren verstorbenen Victor Hugo teil, einem der bedeutendsten und einflussreichsten französischen Autoren des 19. Jahrhunderts. Im darauf folgenden Jahr ertrinkt der zuvor entmündigte und abgesetzte König Ludwig II. von Bayern unter ungeklärten Umständen im Starnberger See. Noch heute gibt es dazu Verschwörungstheorien. Fritz Strassmann hielt seine Antrittsvorlesung zum Thema »Über Leichenerschei-

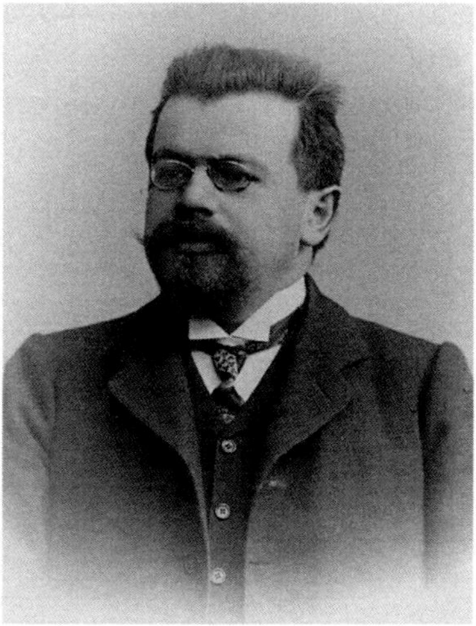

Fritz Strassmann, ca. 1903

nungen im Wasser«. Und auch in meiner Doktorarbeit (Schneider) ging es um Wasserleichen, genauer gesagt, um den Beweiswert von Diatomeen bei der Diagnostik des Ertrinkungstodes. Von Strassmann selbst fehlen Hinweise, warum er sich der Ausbildung und wissenschaftlichen Tätigkeit der Gerichtlichen Medizin zuwandte. Dazu bemerkte sein Sohn Georg: »Als er das Cohnheim'sche Leipziger Pathologische Institut verließ, um sich der gerichtlichen Medizin zuzuwenden, fragte ihn dieser, warum er plötzlich solches Interesse für Wasserleichen zeigte. Es war offenbar eine weitverbreitete Ansicht, dass die gerichtlichen Mediziner nichts anderes zu tun hätten, als Wasserleichen zu sezieren« (Cathrin Menzel). Und noch etwas verbindet uns beide – außer dass wir das Berliner Institut zu leiten hatten: Fritz Strassmann starb in dem Jahr, in dem ich geboren wurde (1940).

Im Vorwort seines Lehrbuches schreibt Fritz Strassmann: »So entsteht die schwere Aufgabe, die richtige Mitte zu finden zwischen allzu oberflächlicher Darstellung der wissenschaftlichen Grundlagen unseres Faches und allzu weitgehendem Abschweifen auf, streng genommen, fremde Gebiete. (...) Das vorliegende Werk ist entstanden zum großen Teil auf dem Boden eigener Erfahrungen und Untersuchungen. Ich habe das Glück gehabt, selbst Erfahrungen sammeln zu können, in erster Reihe durch meine Stellung als gerichtlicher Physikus von Berlin. (...) In zweiter Reihe verschaffte mir eigenes Beobachtungsmaterial meine Tätigkeit an der Unterrichtsanstalt für Staatsarzneikunde der hiesigen Universität, der ich zuerst als Assistent meines unvergesslichen Lehrers Liman angehörte, die ich dann längere Zeit provisorisch leitete und deren Vorstand ich seit Jahresfrist bin. (...) Auch die Abbildungen, die diesem Buche beigegeben sind, stammen zum überwiegenden Teil, und soweit nichts Anderes vermerkt ist, dem Material der Unterrichtsanstalt und meiner gerichtsärztlichen Tätigkeit. (...) Ausschließlich auf Grund des Selbstgesehenen ein Lehrbuch der gerichtlichen Medizin zu schreiben, wie es einst Casper vorschwebte, hätte ich, selbst wenn der Zeitraum, innerhalb dessen ich im Fache tätig bin, weit umfangreicher gewesen wäre, als er es wirklich ist, nicht unternommen. (...) Dass ich neben den Quellen auch den vortrefflichen Lehrbüchern unseres Faches, den Werken von Taylor, Casper-Liman, Hofmann und Maschka viel verdanke, bekenne ich gern. Ich habe keinen höheren Wunsch, als dass mein Buch neben den ihren mit Ehren bestehen möge«.

Abzuschreiben, ohne Nennung der Quelle, wäre für ihn sicher undenkbar gewesen. Das Internet verführt heute offensichtlich gerade dazu.

Das Strassmann'sche Lehrbuch wurde für Jahrzehnte ein Standardwerk innerhalb der gerichtlichen Medizin. Darin stecken viel eigene praktische Erfahrung und ein intensives Literaturstudium. Strassmann war bei Erscheinen seines Buches erst 37 Jahre alt – eine Meisterleistung. Heute würde man neben verschiedenen Herausgebern noch eine Vielzahl von Mitautoren auf dem Titelblatt erwarten. Dafür lesen sich frühere Lehrbücher aber auch wie aus einem Guss.

Wie belesen Strassmann war, zeigt auch das Kapitel, überschrieben mit »Geschichtliche Entwicklung – Unterricht«. Abschließend heißt es in diesem Kapitel: »Das eigentliche Gebiet der gerichtlichen Medizin im engeren Sinne lässt sich in drei große Abschnitte teilen: In die Lehre von den zweifelhaften geschlechtlichen Verhältnissen, in die von den gewaltsamen Todesarten, an welche sich die nicht tödlichen Körperverletzungen anschließen und von den zweifelhaften Geisteszuständen.« Heute konzentriert sich die Rechtsmedizin auf die forensische Pathologie einschließlich Histologie, auf die forensische Toxikologie und auf die forensische Serologie bzw. Molekularbiologie. Daneben gibt es eigenständige Fächer, in denen die Sexualkunde und die forensische Psychiatrie und Psychologie abgehandelt werden. Die Verkehrsmedizin gehört dagegen auch zur Rechtsmedizin (Unfallforschung, forensische Neurotraumatologie). In den letzten Jahrzehnten hat überall eine »Zersplitterung« der großen Fächer eingesetzt. Das führt konsequenterweise dazu, dass ein Fachvertreter vielfach nur noch ein »Teilfach-Vertreter« ist. Auf diese Entwicklung weist auch Andreas D. Ebert in seinem Buch »Jüdische Hochschullehrer an preußischen Universitäten (1870–1924)« hin. Die »Strassmanns« kommen darin natürlich auch vor.

Ehrendoktor der Juristischen Fakultät der Universität Edinburgh

In seinen Lebenserinnerungen »An meine Söhne Georg und Reinhold« schreibt Fritz Strassmann: »Meine Ehrenpromotion in Edinburgh erfolgte zugleich mit der von elf anderen Herren, einem Amerikaner und zehn Engländern. Wir wurden sämtlich zu ›Doctors of Laws‹ promoviert. Verbunden mit den Ehrenpromotionen waren auch die ordentlichen Promotionen der Studierenden, mit denen das Universitätsjahr abschloß. Natürlich fand, wie es in Schottland eigentlich selbstverständlich ist, zum Schluss des Universitätsjahres ein feierlicher Kirchgang zu der schönen gotischen St. Andrews-Kirche, der Hauptkathedrale, statt. Ich erinnere mich noch der Rede des Dekans von St. Paul, eines der höchsten englischen Geistlichen, der die Ärzte ermahnte, sich doch mehr, als sie es täten, am öffentlich-politischen Leben zu beteiligen und ihre gewichtige Stimme da geltend zu machen. Rektor in Edinburgh war zur Zeit meiner Promotion Sir William Turner, der Anatom der Universität, neben dem ich bei dem Festessen saß. Er war damals schon 82 Jahre alt. Ich fand es scherzhaft, dass Waldeyer, als ich ihm Turners Grüße ausrichtete, ausrief: ›Ach, der alte Turner!‹. Er war selbst ja auch schon 78 Jahre alt.«

Fritz Strassmann – wie er in seinem Fach gesehen wurde

Fritz Strassmann, aus einer jüdischen Familie stammend, war unter seinen Kollegen hochgeschätzt. Dies zeigt sich schon daran, dass ihm zum 60. und zum 70. Geburtstag je eine Festschrift gewidmet worden ist. Posthum finden sich noch Beiträge zum 100. und zum 150. Geburtstag. Geh. Med.-Rat Dr. M. Beninde schreibt über seinen »Hochgeehrten Herrn Kollegen« 1918: »Sie haben es verstanden, die Bedeutung der Ihnen anvertrauten Anstalt als Lehrstätte der gerichtlichen Medizin für Studenten, Ärzte und Medizinalbeamte des In- und Auslandes nicht nur zu erhalten, sondern noch zu erhöhen. Möge es Ihnen vergönnt sein, mit derselben Schaffenskraft wie bisher noch viele Jahre auf Ihrem Platze zu wirken.« Und Paul Fraenckel schreibt 1928 an den »Hochverehrten Herrn Geheimrat«: »Seit Sie 1894 in das Extraordinariat berufen wurden, haben Sie, ein Sproß einer auf hohe Ideale gerichteten Familie von Ärzten, unübersehbaren Reihen von Schülern aus Medizin und Jurisprudenz ärztlich-menschliche Gesinnung und naturwissenschaftliches Denken, gestützt auf reichlich klassische Bildung und philosophische Erkenntnis und verbunden mit tiefem Erfassen des juristischen Gedankens, offenbart. Zeuge dieser früh erreichten Meisterschaft in dem, was den

Gerichtlichen Mediziner ausmacht, ist Ihr schon im Beginn Ihrer akademischen Tätigkeit verfaßtes klassisches Lehrbuch, aus dem der warmherzige Mensch und der auf festem Tatsachenboden stehende gründliche Gelehrte sprechen. In Ihrem Wirken blieben Sie stets, wie besonders Ihre näheren Schüler und Mitarbeiter erfahren konnten, ein Vorbild unbedingter Zuverlässigkeit, unermüdlicher Pflichterfüllung und wohlwollender Gerechtigkeit, ein stets bereiter Helfer und Berater. In vielen Herzen ist Ihnen dankbare Gesinnung gesichert.«

Allerdings wurde, als Fritz Strassmann 1940 starb, all dies in Deutschland nicht mehr zur Kenntnis genommen. Deutschland hatte sich seit 1933 verändert, auch im akademischen Leben. Die Zahl der NSDAP-Parteigenossen war gerade unter der Ärzteschaft besonders hoch. Fritz' Sohn Georg, ebenfalls Gerichtsmediziner, sagte anlässlich des 100. Geburtstags: »Er war ein gütiger und trotz seines enormen Wissens bescheidener Mensch. Bis 1933 konnte sein Leben glücklich genannt werden. Danach wurde es durch eigene Krankheit und Lähmung, den Tod seiner treuen Lebensgefährtin, die Sorge um die von ihm getrennt lebenden nahen Angehörigen und Freunde getrübt. Es wurde einsam um ihn. Doch er trug alles mit Gleichmut und gab damit vielen ein nachahmenswertes Beispiel in schwerer unruhevoller Zeit.«

Fritz Strassmann zählt zu den ganz Großen unseres Fachs. Seinen Sohn, Georg Strassmann (USA) habe ich (Schneider) während eines Berlin-Besuches noch persönlich kennen gelernt und anlässlich der »Stolperstein«-Verlegung für Dr. Reinhold Strassmann auch Fred Strassmann (USA), den Sohn von Georg Strassmann.

Festschrift für Fritz Strassmann zum 60. Geburtstag[3]

Herrn Geh. Med.-Rat
Prof. Dr. Fritz Strassmann
zu seinem 60. Geburtstage
in Dankbarkeit und Verehrung gewidmet
von seinen Schülern und Freunden.

Hochgeehrter Herr Kollege!

Mit Ihren Schülern und Freunden, die Ihnen diese Festschrift als Zeichen der Dankbarkeit, treuer Anhänglichkeit und Verehrung widmen, möchte auch ich, als Mitherausgeber der Vierteljahrsschrift, Ihnen meine Glückwünsche zu Ihrem 60. Geburtstage darbringen.
Im jugendlichen Alter von 34 Jahren wurden Sie nach demTode Ihres Lehrers, des unvergesslichen Liman, mit der Wahrnehmung der Interessen der Unterrichtsanstalt für Staatsarzneikunde, wo Sie 1884

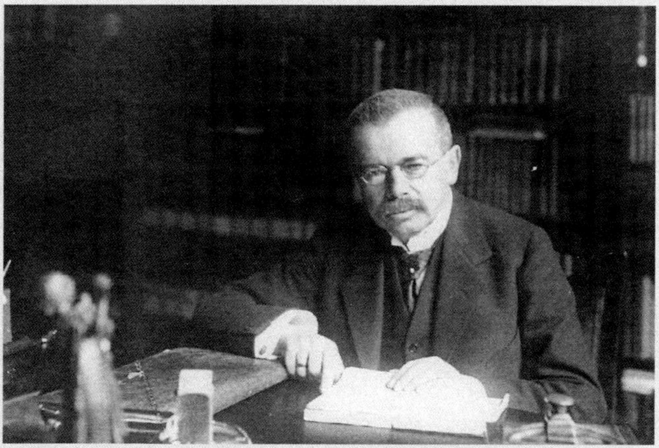

Fritz Strassmann, nach 1920

als Assistent eingetreten waren, beauftragt und im Jahre 1894 auf den Berliner Lehrstuhl für gerichtliche Medizin berufen.

Sie haben es verstanden, die Bedeutung der Ihnen anvertrauten Anstalt als Lehrstätte der gerichtlichen Medizin für Studenten, Aerzte und Medizinalbeamte des In- und Auslandes nicht nur zu erhalten, sondern noch zu erhöhen.

Die Errungenschaften und das grosse wissenschaftliche Material Ihres Instituts haben Sie in Ihrem in Fachkreisen hochgeschätzten Lehrbuch und in zahlreichen Veröffentlichungen, die zum grossen Teil in dieser Vierteljahrsschrift erschienen sind, weiten Kreisen zugänglich gemacht.

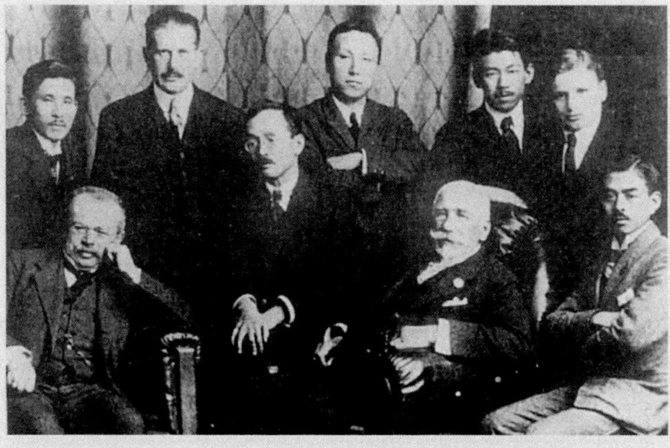

Die Teilnehmer des »2. Leipzig Treffens«: untere Reihe sitzend, v.l.n.r.: Prof. F. Strassmann, Prof. M. Kominami (Okayama), Prof. J. Kratter, Prof. T. Furuhata (Kanazawa); obere Reihe stehend, v.l.n.r.: Prof. K. Fujiwara (Ni-igata), Dr. P. Fraenckel, Prof. G. Takada (Chiba), Prof. H. Asada (Nagasaki), Georg Strassmann

Die Fortschritte der gesamten gerichtlichen Medizin haben Sie und Ihre Schüler in den Jahresberichten von Virchow-Hirsch bearbeitet und haben es so allen gerichtlichen Medizinern erleichtert, sich über alles Neue Ihres Sondergebiets auf dem Laufenden zu erhalten.

Durch die Begründung der Deutschen Gesellschaft für gerichtliche Medizin und der Berliner freien gerichtsärztlichen Vereinigung haben Sie dem wissenschaftlichen Gedankenaustausche naher und ferner

Fachgenossen eine Stätte bereitet und sich ganz besonders auch um die Heranziehung juristischer Kreise und die Bildung der forensisch-medizinischen Vereinigung verdient gemacht.
Der äussere Erfolg ist Ihnen nicht versagt geblieben. Zahlreiche ehemalige Schüler von Ihnen haben Lehrstühle für gerichtliche Medizin inne oder sind als Universitätslehrer und Medizinalbeamte tätig.
Das Jahr 1914 brachte Ihnen die Vollendung des Erweiterungsbaues Ihres Instituts.
Besonders liegt es mir als preussischem Medizinalbeamten noch am Herzen, dessen zu gedenken, was diese Ihnen verdanken. Durch Ihre Vorlesungen, durch die an Ihrem Institut abgehaltenen Kurse, als Mitglied der Wissenschaftlichen Deputation für Medizinalwesen und als Mitglied der Prüfungskommission für die Kreisärzte sind Sie in mannigfache Beziehungen zu den Medizinalbeamten getreten und haben bei grossem persönlichen Wohlwollen stets gewusst, das Interesse für Ihr Sonderfach zu wecken und praktische Arbeit der Medizinalbeamten zu fördern.
Möge es Ihnen vergönnt sein, mit derselben Schaffenskraft wie bisher noch viele Jahre auf Ihrem Platze zu wirken. Ich bin überzeugt, dass das der Wunsch aller derer ist, die das Glück gehabt haben, mit Ihnen in wissenschaftliche Beziehung zu treten!

Dr. Beninde

Festschrift für Fritz Strassmann zum 70. Geburtstag[4]

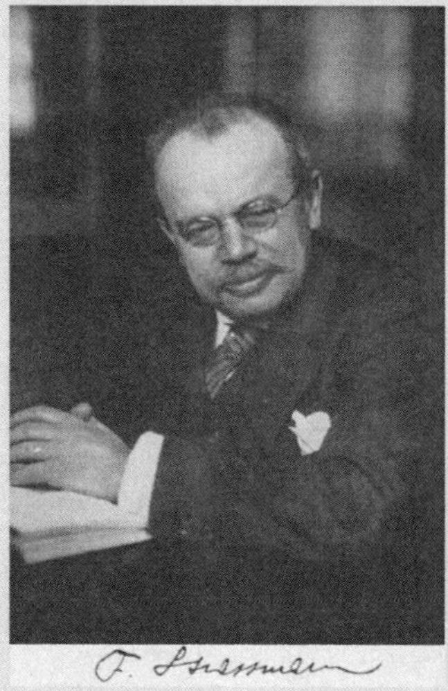

Fritz Strassmann – Abbildung in der Festschrift zum 70. Geburtstag, Berlin 1928

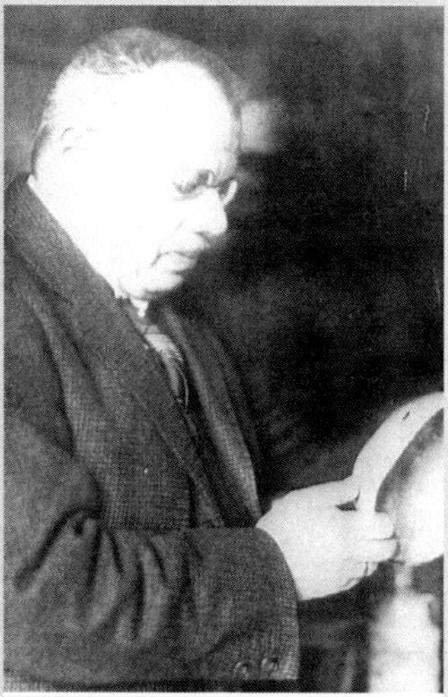

Fritz mit Schädeldach mit Einschussloch, 1926

Hochverehrter Herr Geheimrat!

Dem vorliegenden Hefte, das Ihnen Schüler und Freunde von nah und fern als Ehrengabe an Ihrem 70. Geburtstage widmen, mögen Sie den allgemeinen Wunsch entnehmen, den Dank und die hohe Wertschätzung zu bekunden, die Ihnen weithin freudig gezollt werden.

Diese gelten dem Menschen, Lehrer und Gelehrten, der seit rund 4 Jahrzehnten bis an die Schwelle des biblischen Alters an Wesen und Wissen vorbildlich der Förderung der gerichtlich-medizinischen Wissenschaft und Ihrer Jünger hingegeben ist.
Seit Sie 1891 nach dem Tode Ihres Lehrers *Liman* den *Casperschen* Lehrstuhl bestiegen und 1894 in das Extraordinariat berufen wurden, haben Sie, ein Sproß einer auf hohe Ideale gerichteten Familie von Ärzten, unübersehbaren Reihen von Schülern aus Medizin und Jurisprudenz ärztlich-menschliche Gesinnung und naturwissenschaftliches Denken, gestützt auf reiche klassische Bildung und philosophische Erkenntnis und verbunden mit tiefem Erfassen des juristischen Gedankens, offenbart. Zeuge dieser früh erreichten Meisterschaft in dem, was den Gerichtlichen Mediziner ausmacht, ist Ihr schon im Beginn Ihrer akademischen Tätigkeit verfaßtes klassisches Lehrbuch, aus dem der warmherzige Mensch und der auf festem Tatsachenboden stehende gründliche Gelehrte sprechen. In ihm sind Probleme gestellt und gelöst, deren Bedeutung erst lange nachher, zum Teil erst in der Gegenwart voll erkannt worden sind, wie es in dieser Schrift an anderer Stelle von berufenem Munde am Beispiele der Psychopathenfrage bezeugt wird.
Was Sie zur inneren und äußeren Förderung des Faches geleistet haben, ist zu frisch im Bewußtsein der Fachgenossen, um hier ausführlicher Aufzählung zu bedürfen. Es sei nur erwähnt, wie durch Sie selbst und unter Ihrer Anregung aus dem Berliner Institute für Gerichtliche Medizin wesentliche Fortschritte in der Erkenntnis und technischen Lösung von Aufgaben aus wohl allen Gebieten des Faches hervorgegangen sind. Das Institut selbst haben Sie dauernd um wertvolle Lehrmittel bereichert und durch den 1914 vollendeten Umbau den erweiterten Bedürfnissen angepaßt.

Sie haben den gerichtlich-medizinischen Lehren zur Beachtung in der Gesetzgebung und in amtlichen Bestimmungen verholfen, auf zahlreichen wissenschaftlichen Versammlungen in Vortrag und Erörterung der Forschung Wege gewiesen, durch die Mitbegründung der Deutschen Gesellschaft für Gerichtliche Medizin, deren erster Vorsitzender Sie wurden (1904), und durch die Schaffung der Berliner gerichtsärztlichen Vereinigung (1904), jetzigen Forensisch-medizinischen Vereinigung, den an gerichtlich-medizinischen Fragen Interessierten Gelegenheit zu lebendigem Gedankenaustausch und viele Anregungen gegeben.
Ihrem unablässigen Wirken für das wissenschaftliche Ansehen des Faches ist viel zu danken, daß es auch in Deutschland endlich zum Pflicht- und Prüfungsgegenstande des medizinischen Studiums erhoben wurde, daß ihm überall Institute bewilligt wurden. Durch die Ihnen jahrzehntelang anvertraute Ausbildung und Fortbildung der preußischen Medizinalbeamten haben Sie sich Verdienste um deren anerkannt gute gerichtlich-medizinische Leistungen erworben.
In Ihrem Wirken blieben Sie stets, wie besonders Ihre näheren Schüler und Mitarbeiter erfahren konnten, ein Vorbild unbedingter Zuverlässigkeit, unermüdlicher Pflichterfüllung und wohlwollender Gerechtigkeit, ein stets bereiter Helfer und Berater. In vielen Herzen ist Ihnen dankbare Gesinnung gesichert.
Allen denen, die heute in anhänglicher Verehrung und Wertschätzung Ihnen Dankbarkeit bezeugen, schließen sich besonders auch die Mitherausgeber dieser Zeitschrift an, die Sie aus der seit 1896 von Ihnen geleiteten Vierteljahrsschrift für gerichtliche Medizin in zeitgemäßer Form erstehen ließen.
Möge es Ihnen vergönnt sein, noch lange Ihr ruhmvolles Forschen und Schaffen für das Fach fortzusetzen.

P. Fraenckel

Nachruf für Fritz Strassmann (1858–1940)[5]

Fritz Strassmann wurde am 27. August 1858 in Berlin geboren und starb am 30. Januar 1940. Er wählte als seinen Grabspruch: Non omnis moriar. Ob sich dieser Wunsch erfüllen wird, kann heute, nachdem erst 18 Jahre seit seinem Tod verflossen sind, noch nicht beurteilt werden. Doch ist es nicht möglich, über die Entwicklung und die Fortschritte der deutschen gerichtlichen Medizin in den Jahren von 1891 bis 1930 zu berichten, während dessen Fritz Strassmann das Berliner gerichtlich-medizinische Institut (die frühere Unterrichtsanstalt für Staatsarzneikunde) leitete, ohne seiner Wirksamkeit zu gedenken. Dabei darf man nicht vergessen, unter welchen Bedingungen er 1884 als Assistent bei *Liman* eintrat und wie wenig damals die gerichtliche Medizin als Fach in Deutschland im Gegensatz zu Österreich anerkannt war.

Als er das *Cohnheimsche* Leipziger pathologische Institut verließ, um sich der gerichtlichen Medizin zu widmen, fragte ihn dieser, warum er plötzlich solches Interesse für Wasserleichen zeige. Es war offenbar eine weitverbreitete Ansicht, daß die gerichtlichen Mediziner nicht anderes zu tun hätten als Wasserleichen zu sezieren. Aus 2 Räumen der Anatomie siedelte das Institut damals in ein eigenes Gebäude über, das 1914 erweitert wurde. Erst allmählich erkämpfte sich die gerichtliche Medizin in Deutschland die Rolle, die sie als Lehr-, Forschungs- und Prüfungsfach für Studenten, Ärzte und Amtsärzte heute spielt, und gewann die weite Anwendung, die sie inzwischen auf vielen Gebieten der Rechtspflege gefunden hat.

Fritz Strassmann stammte aus einer Berliner Ärztefamilie. Sein Vater war ein angesehener praktischer Arzt, der mit 56 Jahren an einer

Coronarsklerose, kompliziert durch einen damals ohne Insulin nicht beherrschbaren schweren Diabetes starb. 3 Brüder des Vaters waren auch Ärzte. Heinrich war der Vater des bekannten Berliner Gynäkologen Paul Strassmann und Großvater des im gleichen Fach in Houston (Texas) tätigen Erwin. Der älteste Bruder Wolfgang war lange Stadtverordnetenvorsteher und eine Autorität auf dem Gebiet des Armenwesens. Eine Straße in Berlin ist nach ihm benannt. Der jüngste Bruder Ferdinand war viele Jahre Stadtrat, Dezernent für das Berliner Gesundheitswesen, Ehrenbürger von Berlin und starb im Alter von über 90 Jahren. Fritz Strassmanns 3 Schwestern waren mit Ärzten verheiratet, von denen einer, Albert Fraenkel, durch seine Entdeckung des Pneumokokkus medizin-historische Bedeutung gewann. Ein anderer Schwager, Bruder seiner Frau, war der bekannte Berliner Chirurg Moritz Borchardt. Er war neben Fedor Krause, einem Studiengenossen von Fritz Strassmann, einer der ersten in Deutschland, der außer allgemeiner Chirurgie mit der Hilfe der Neurologen Oppenheim und Cassirer Hirnchirurgie betrieb.

Nach Beendigung des medizinischen Studiums mit erst 23 Jahren promovierte Fritz Strassmann zum Dr. med. mit einer Dissertation: »Über die präfebrile Harnstoffausscheidung« 1879, die er unter *von Leyden* in der Medizinischen Klinik der Charité anfertigte. Im übrigen erfolgte seine Ausbildung in Innerer Medizin in Jena an der Universitätsklink unter *Nothnagel* und *Rossbach* und in Pathologie in Leipzig unter *Cohnheim* und *Weigert*.

Unter Strassmann wurde das Berliner Institut der Mittelpunkt der Aus- und Fortbildung in gerichtlicher Medizin für viele Studenten der Medizin und der Rechtspflege, Ärzte und Amtsärzte aus dem In- und Ausland. Es wurde die Zentralstätte für die Forschung in gerichtlicher Medizin und die Begutachtung aller gerichtsärztlichen Fragen nicht

nur aus Berlin und Umgebung, sondern aus vielen Teilen Deutschlands und sogar anderen Ländern. Man muß bedenken, daß Fritz Strassmann mit 1, später 2 Assistenten und 1 Diener und wenig technischer Ausrüstung seine Forschungen und Beobachtungen in der gerichtlichen Medizin machen mußte, während heute den Direktoren entsprechender Institute reichlich Hilfe und moderne Einrichtung zur Verfügung steht. Allerdings fällt sein Studium und Werdegang in die Zeit von 1880 bis 1930, in der viele neue wichtige medizinische Entdeckungen gemacht wurden, die auch der gerichtlichen Medizin zu Gute kamen, beginnend mit den bakteriologischen Forschungen von *Robert Koch*. Das Staatsexamen bei *Rudolf Virchow* bestanden mit ihm *E. von Behring* und *M. Kirchner* und der Pathologe *Carl Benda*, mit dem er bis zu dessen Tod in Freundschaft verbunden blieb. Seiner und seiner Schüler *Puppe, Ziemke, P. Fraenckel* und anderer Arbeiten und Forschungen bilden noch heute die Grundlage gerichtlich-medizinischer Lehre und Erkenntnis. Allerdings war die Spezialisierung weniger fortgeschritten als heute. Bei seiner umfangreichen Gutachtertätigkeit vor den Gerichten unterstützte ihn sein wunderbares Gedächtnis und sein weitgehendes Interesse, das sich über Medizin und Naturwissenschaften hinaus auf Geschichte, Literatur, Philosophie und Kunst erstreckte, und seine Unparteilichkeit, die sich nicht von äußeren Umständen oder persönlichen Gefühlen beeinflussen ließ.
Von seinen zahlreichen Arbeiten, die alle Teilgebiete der gerichtlichen Medizin betreffen, können nur einige genannt werden. Sein einst klassisches Lehrbuch der gerichtlichen Medizin und sein Buch: Medizin und Strafrecht, enthalten eine Fülle von Beobachtungen, die immer noch lesenswert sind. Die Methoden der Eiweiß-Differenzierung, des forensischen Blut-, Samen-, Pulver- und Giftnachwei-

ses und der Blutgruppenbestimmung wurden im Institut ausgearbeitet, ein Museum aufgebaut. Die Beobachtungen über Totenstarre des Herzens, die postmortale Diffusion von Giften, die Anatomie der verschiedenen Vergiftungen, die Erscheinungen der gewaltsamen Erstickung, Stich-, Schnitt- und Schußverletzungen, den Kindesmord, die Automobilverletzungen, sind noch jetzt gültig. Die gerichtliche Psychiatrie, insbesondere die verminderte Zurechnungsfähigkeit fanden sein besonderes Interesse, doch hatte er grundsätzlich nichts gegen deren Abtrennung von der eigentlichen gerichtlichen Medizin und ihre Übertragung an die Fachpsychiater einzuwenden. Er begründete die Deutsche Gesellschaft für gerichtliche und soziale Medizin und die Berliner Forensisch-Medizinische Vereinigung. An den Sitzungen dieser Gesellschaften nahm er regelmäßig teil und bereicherte sie mit Vorträgen aus seiner reichen gerichtsärztlichen Erfahrung. Die meisten seiner Arbeiten erschienen in der von ihm seit 1897 herausgegeben Vierteljahrsschrift für gerichtliche Medizin, die später als Deutsche Zeitschrift für Gesamte Gerichtliche Medizin mit ihrem großen Referatenteil unter seiner Redaktion und der Mithilfe von *P. Fraenckel* das eigentliche Zentralblatt für alle wichtigen Veröffentlichungen aus dem Gebiete der deutschen gerichtlichen Medizin wurde und noch heute ist.
Über dem Forscher, Wissenschaftler und Gutachter sollte der Mensch nicht vergessen werden. Fritz Strassmann war ein wohlwollender, gerechter und guter Mensch, der stets das Beste von jedem glaubte und daher auch Enttäuschungen erlebte. Für seine Schüler war er ein stets hilfsbereiter Berater und regte viele ihrer Arbeiten an.
Er führte bis 1933 ein zufriedenes und glückliches Familienleben. Nach 1933 wurde sein Leben einsam, er verlor 1934 seine treue Lebensgefährtin, wurde selbst halbseitig gelähmt und pflegebedürftig,

ohne in seiner geistigen Regsamkeit gestört zu werden. Er hatte sich um seine nächsten Angehörigen zu sorgen und mußte sich von ihnen trennen. Alles ertrug er mit großem Gleichmut, getreu seinem Grundsatz: Aequam memento rebus in arduis servare mentem. Sein Verhalten in jener Zeit politischer Umwälzungen war vorbildlich.

George Strassmann, Laboratorium des Metropolitan State Hospital, Waltham, Mass. (USA)

Zum 100. Geburtstag von Fritz Strassmann[6]

Fritz Strassmanns Todestag am 30. Januar 1940 wurde wegen der damaligen politischen Verhältnisse in Deutschland vergessen, deshalb erscheinen einige Worte zum 100. Geburtstag am 27. August 1958 angebracht.
Mit Strassmanns Namen ist die Entwicklung und das Aufblühen der gerichtlichen Medizin am Ende des neunzehnten und im Anfang des zwanzigsten Jahrhunderts in Deutschland eng verknüpft, leitete er doch das Berliner Institut für gerichtliche Medizin – früher Unterrichtsanstalt für Staatsarzneikunde genannt – seit 1891 bis zu seiner Emeritierung im Jahre 1930. Aus kleinen Anfängen entwickelte sich dieses Lehr- und Forschungszentrum unter Strassmann zur Ausbildungsstätte in der gerichtlichen Medizin für viele Generationen von Studenten, Ärzten und Amtsärzten Deutschlands wie auch des Auslandes. Durch sein und seiner Schüler unermüdliches Wirken – von denen hier G. Puppe, E. Ziemke und P. Fraenckel genannt seien – wurde die gerichtliche Medizin als Sonderfach in Deutschland anerkannt, sie erlangte die Stellung, die sie im benachbarten Österreich seit von Hoffmann schon lange Zeit inne hatte. Die forensische

Medizin wurde Vorlesungsfach für Juristen und Mediziner, Prüfungsfach für Studenten der Medizin und für Amtsärzte, und das Ordinariat für die maßgebenden Fachvertreter wurden an den deutschen Hochschulen gegen mancherlei Widerstände durchgesetzt. Dank Strassmanns Initiative wurde die Deutsche Gesellschaft für gerichtliche Medizin gegründet, sowie die Vierteljahrsschrift für gerichtliche Medizin in die Zeitschrift für die gesamte gerichtliche Medizin umgewandelt und das führende Zentralblatt dieses Sonderfaches im gesamten deutschen Sprachgebiet.
Fritz Strassmanns Werdegang fiel in eine Epoche wichtiger Entdeckungen auf vielen medizinischen Gebieten, eingeleitet durch die bakteriologische Ära von Robert Koch. Seine medizinische Laufbahn war auch sonst durch manche glückliche Umstände begünstigt. Strassmann stammte aus einer Berliner Ärztefamilie, sein Vater war ein viel beschäftigter praktischer Arzt, der verhältnismäßig früh starb und dessen drei Brüder gleichfalls praktische Ärzte waren und außerdem Ehrenämter in der Berliner Stadtverwaltung bekleideten. Unter seinen Studiengenossen waren Bakteriologen E. von Behring und M. Kirchner, der Pathologe C. Bende, der psychologische Chemiker F. Roemann, die Chirurgen O. Witzel und F. Krause.
Fritz Strassmann konnte schon mit 17 Jahren das medizinische Studium beginnen und mit 21 Jahren zum Dr. med. promovieren, was heute nicht möglich wäre. Nach einer Ausbildung in Innerer Medizin unter von Leyden in Berlin und Nothnagel in Jena und in der Pathologie unter Cohnheim und Weigert in Leipzig widmete er sich schon 1884 der gerichtlichen Medizin, zunächst als Assistent, dann als Direktor des Berliner Gerichtlich-Medizinischen Institutes und als Gerichtsarzt, blieb aber als Gewerkschaftsarzt im Norden Berlins während vieler Jahre mit der ärztlichen Praxis in Verbindung. Als

Sachverständiger vor Gericht zeichnete sich Strassmann durch seine gründliche und unparteiische Bearbeitung eines jeden Falles aus, er ließ sich durch keine äußeren Umstände und Gefühlsmomente beeinflussen und lehrte ein solches konsequent objektives Verhalten auch seine Studenten und Mitarbeiter, denen er stets hilfsbereit, viele Anregungen für ihre Forschungen gab. Sein ans Wunderbare grenzendes Gedächtnis unterstützte seine und seiner Assistenten Arbeit auf allen Gebieten der gerichtlichen Medizin, einschließlich der gerichtlichen Psychiatrie; sie bilden noch heute die Grundlage gerichtlich-medizinische Lehre und Forschung, insbesondere Beobachtungen über die Leichenerscheinungen und postmortalen Vorgänge, die gewaltsame Erstickung, andere traumatische und natürliche Todesarten, die Vergiftung und die Ausarbeitung von Methoden für gerichtlich-medizinische Spurenuntersuchungen, die Blutdifferenzierung und die Blutgruppenbestimmung. Sein einst klassisches Lehrbuch enthält eine Fülle von Beobachtungen, die nicht nur vom historischen Standpunkt aus lesenswert sind. Über der Würdigung seiner wissenschaftlichen Leistungen sollten die menschlichen Seiten nicht vergessen werden. P. Fraenckel nannte ihn in der Festschrift zu Strassmanns 70. Geburtstag ein Vorbild unbedingter Zuverlässigkeit, unermüdlicher Pflichterfüllung und wohlwollender Gerechtigkeit. Er war auch ein gütiger und trotz eines enormen Wissens bescheidener Mensch. Bis 1933 konnte sein Leben glücklich genannt werden. Danach wurde es durch eigene Krankheit und Lähmung, den Tod seiner treuen Lebensgefährtin, die Sorge um die von ihm getrennt lebenden nahen Angehörigen und Freunde getrübt. Es wurde einsam um ihn. Doch trug er alles mit Gleichmut und gab damit vielen ein nachahmenswertes Beispiel in schwerer unruhevoller Zeit.

George Strassmann, Waltham, Mass./USA

Fritz Strassmann und die Berichterstattung

W. Paul Strassmann schreibt: »Sein Leben lang folgte Fritz Strassmann seiner persönlichen Verpflichtung kompromissloser Objektivität. Er missbilligte die Sensationsgier der Zeitungen, die damit ihre ansonsten liberale Verlagspolitik in Verruf brachten. Er war der Ansicht, dass die Zeitungen in der Berichterstattung über Ereignisse, die nicht wissenschaftlich oder juristisch belegt werden könnten, Zurückhaltung üben sollten. (...) Autopsien, die Fritz durchführte, bewiesen, dass 1919 reaktionäre Offiziere die Revolutionäre Karl Liebknecht und Rosa Luxemburg aus nächster Nähe ermordet hatten. Seinen Schlussbericht über diese Autopsien betitelte er ironisch ›Erschießen auf der Flucht‹. Fritz stellte auch fest, wie Walther Rathenau, der deutsche Außenminister, 1922 aus einem vorüberfahrenden Auto heraus erschossen worden war.«
Wer wissenschaftlich beispielsweise an dem Fall Rosa Luxemburg interessiert ist, dem sei das Militärarchiv in Freiburg empfohlen. Dort liegen noch sämtliche Unterlagen, so das Obduktionsprotokoll mit dem vorläufigen Gutachten, das Ergebnis der feingeweblichen Nachuntersuchung und das abschließende Gutachten und Lichtbilder, die anlässlich der Obduktion gefer-

tigt worden sind. All dies und die damaligen Zeugenaussagen lassen keinen Zweifel, dass damals die richtige Leiche, nämlich die der Rosa Luxemburg, untersucht worden ist.
Wenn Prof. Dr. Michael Tsokos behauptet hat, die beiden Obduzenten, Fritz Strassmann und Paul Fraenckel, hätten an einer Fälschung mitgewirkt, dann handelt es sich um eine nicht begründbare Unterstellung. Prof. Dr. Gunther Geserick und Mitarbeiter weisen in ihrem Beitrag zum 150. Geburtstag von Fritz Strassmann darauf hin, dass bezüglich seiner langjährigen Tätigkeit als Sachverständiger dessen gründliche und unparteiische Beurteilung der Fälle gerühmt wurde. Auch Tsokos' zusätzliche Behauptung, er habe in seinem Museum eine kopflose Fettwachsleiche gefunden, der auch Hände und Füße fehlten, bei der es sich sehr wahrscheinlich um die Leiche der Rosa Luxemburg handle, ist nicht haltbar. Inzwischen wurde die Museumsleiche nach gerichtlicher Obduktion unter »weiblich, unbekannt« und ohne öffentliche Anteilnahme unbemerkt bestattet.
Die der Beisetzung vorausgegangenen monatelangen Schlagzeilen haben das Vertrauen in die Rechtsmedizin und in die Glaubwürdigkeit seiner Repräsentanten erschüttert – ausgelöst durch einen Vertreter des Faches selbst. Zweimal ist somit Fritz Strassmann großes Unrecht widerfahren: Einmal durch die National-

sozialisten, indem sie ihm die Lehrbefugnis aberkannten und posthum durch die Behauptung, er habe an einer Fälschung mitgewirkt.

Nachtrag

Prof. Paul Fraenckel, der zweite Obduzent in der Leichensache Rosa Luxemburg, hat sich, zehn Tage nachdem er den Judenstern hätte tragen müssen, selbst vergiftet.

Die Fritz-Strassmann-Medaille der Deutschen Gesellschaft für Rechtsmedizin

Gestiftet wurde die Medaille von der Deutschen Gesellschaft für Rechtsmedizin, anlässlich ihrer 100-Jahr-Feier 2004 in Berlin und Breslau/Wroclaw auf Anregung von Volkmar Schneider. Geschaffen wurde die Medaille von dem Diplom-Bildhauer Rainer Radack aus Rehfeld (Oderbruch). Auf der Rückseite findet sich das Logo der Fachgesellschaft, gestaltet von Diplom-Grafiker Andreas Perkams aus Berlin. Die erste Preisträgerin der Medaille war die ehemalige Präsidentin des Bundesverfassungsgerichts, Jutta Limbach.

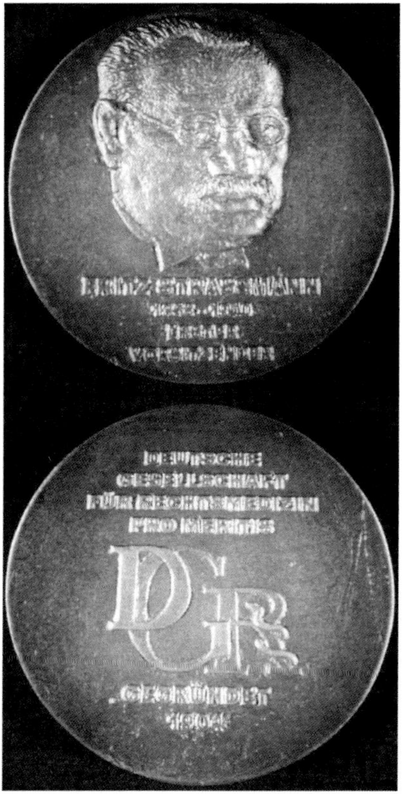

Die Strassmann-Medaille der Deutschen Gesellschaft für Rechtsmedizin

Georg Strassmann – Gerichtsmediziner in Berlin, Breslau und in den USA
Curriculum Vitae[7]

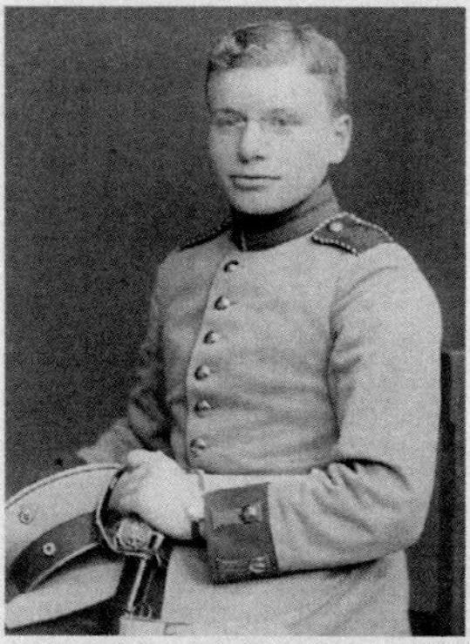

Georg Strassmann als Dragoner, 1913

Georg Strassmann im Institut, 1919

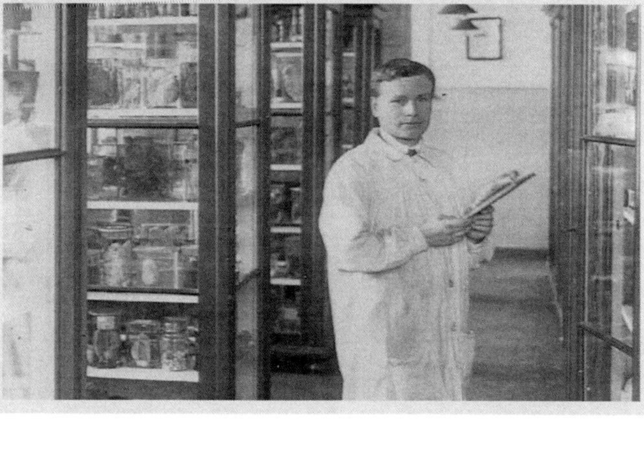

Ich wurde am 22. Februar 1890 in Berlin (Deutschland) geboren.
Mein Vater war Fritz Strassmann, Professor für Rechtsmedizin an der Universität von Berlin und Gerichtsarzt der Stadt.
Ich legte 1908 das Abitur am Kaiserin Augusta Gymnasium in Berlin-Charlottenburg ab.
1908–1913 studierte ich an den Universitäten Berlin, Tübingen und Heidelberg.
1913, am 13. Juni beendete ich das Studium mit dem Doktor der Medizin mit magna cum laude in Heidelberg.
1914, am 5. August erhielt ich meine medizinische Zulassung nach einem Praxisjahr von 1913–1914 an der 2. Medizinischen Klinik der Charité Berlin und am Institut für gerichtliche Medizin Berlin.
1914 vom August bis zum Dezember 1918 diente ich als Arzt im Offiziersrang in der Deutschen Armee.
1919 bis zum April 1929 war ich Assistent an den Instituten für gerichtliche Medizin an der Universität Berlin und zwischendrin von 1921 bis 1922 in Wien.
1922 im Sommer erhielt ich in Wien die Venia Legendi für Rechtsmedizin (als Hochschullehrer).
1925 am 30. April wurde ich in Breslau, Deutschland als Gerichtsarzt angestellt und
1927 ab 1. Januar 1927 wurde ich Privatdozent: Hochschullehrer für Rechtsmedizin und
1928 ab 5. Dezember A.O. Prof. für Rechtsmedizin an der Universität Breslau.
Unter dem Naziregime verlor ich meine Position als Gerichtsarzt im Juli 1935 und
1936 im Februar als Professor.

1938 am 4. November emigrierte ich in dieses Land (USA, L-Qu) und wurde

1944 am 29. Mai amerikanischer Staatsbürger durch Einbürgerung.

1938 vom November bis zum Februar 1943 arbeitete ich im Amt des obersten Gerichtsarztes der Stadt New York (Dr. Gonzales) und als Hochschullehrer im Fachbereich für Forensische Medizin der New York University.

1940 im April erhielt ich die Zulassung, im Staat New York Medizin zu praktizieren und

1943 im November dieselbe für den Staat Massachusetts, nachdem ich dafür die staatlichen Examina abgelegt hatte.

1942 im Dezember erhielt ich die Ernennung als Verbindungsmann für pathologische Anatomie beim Amerikanischen Amt für Pathologie.

1943 seit 15. Februar arbeitete ich als Pathologe am Metropolitan State Hospital in Waltham, Mass.

1951 als klinischer Ausbilder für Psychiatrie an der Medizinischen Fakultät der Tufts University , Boston.

Ich bin Mitglied der American Medical Association, Massachusetts Medical Society, American Association of Pathologists and Bacteriologists, New England Association of Pathologists, Gerontological Society, American Association for Advancement of Science, Massachusetts Society for Research in Psychiatry.

Die Deutsche Gesellschaft für gerichtliche und soziale Medizin hat mich 1953 zum Ehrenmitglied ernannt. Zudem bin ich Mitherausgeber der Zeitschrift für gerichtliche Medizin, die im Springer Verlag, Heidelberg erscheint.

Seit 1957 bin ich ordentlicher Professor für gerichtliche Medizin (nachträgliche Ernennung durch die Bundesrepublik Deutschland).

F. STRASSMANNS LEHRBUCH
DER
GERICHTLICHEN MEDIZIN

UNTER MITWIRKUNG VON

GEH. MED.-RAT PROF. F. STRASSMANN
BERLIN

HERAUSGEGEBEN VON

MED.-RAT DR. GEORG STRASSMANN
A.O. PROFESSOR AN DER UNIVERSITÄT BRESLAU

ZWEITE VOLLSTÄNDIG UMGEARBEITETE AUFLAGE

MIT 83 TEXTABBILDUNGEN UND 1 TAFEL

1 · 9 · 3 · 1

Die 1931 von Georg herausgegebene Neuauflage des Lehrbuchs der Gerichtlichen Medizin *von Fritz Strassmann*

Wege von Reinhold Strassmann, trotz Depravation und Deportation menschlich zu bleiben

von Jutta Lange-Quassowski

Herkunft, Bildung und Ehe

Reinholds Vater, Fritz Strassmann, war der Sohn von Samuel, also die zweite in Berlin lebende Generation. Schon in der ersten hatten sich die Strassmanns, die alle ab 1840 nach Berlin eingewandert waren, »in führenden Positionen des deutschen Bildungsbürgertums etabliert und [hatten] große gesellschaftliche Anerkennung [gefunden]. Die auffälligen Begabungen und Erfolge fanden eine ungeschmälerte Fortsetzung in der nächsten Generation, die von Jugend auf in gesicherten bürgerlichen Verhältnissen lebte – humanistisch gebildet, häufig künstlerisch begabt, beruflich erfolgreich«[8]. Für die dritte Generation gilt das ebenso.

Der älteste Sohn von Fritz, Georg (1890–1972), war seinem Vater sehr ähnlich. Er schrieb über seinen Vater »[Er] hatte eine glückliche Natur insofern er sich von Widerwärtigkeiten wenig berühren ließ. Dies gelang sogar in der Hitlerzeit, wo ihm alles Scheußliche der Nazis nicht mitgeteilt wurde.«[9]

Reinhold, geboren am 24. Januar 1893, war der jüngste Sohn von Fritz. Reinhold glich schon äußerlich nicht seinem Vater, sondern seiner Mutter Rose. Er schien auch seine tief empfundene Verbindung zur Natur von seiner Mutter geerbt zu haben, die sich in seiner poetischen Ader äußerte. Erste Gedichte liegen uns aus der Zeit vor, als er sich erstmals verliebte.

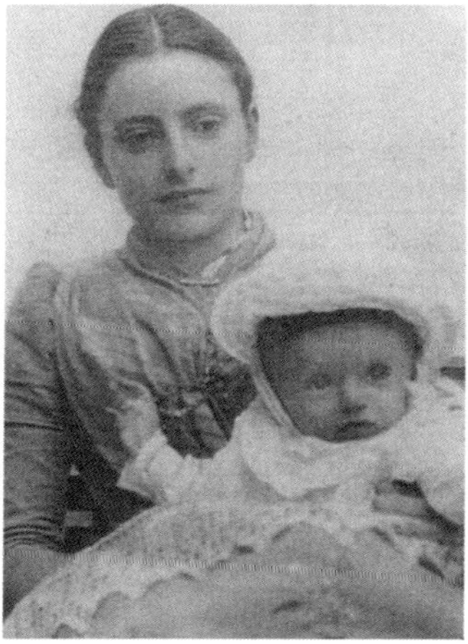

Rose Strassmann mit Georg, 1890

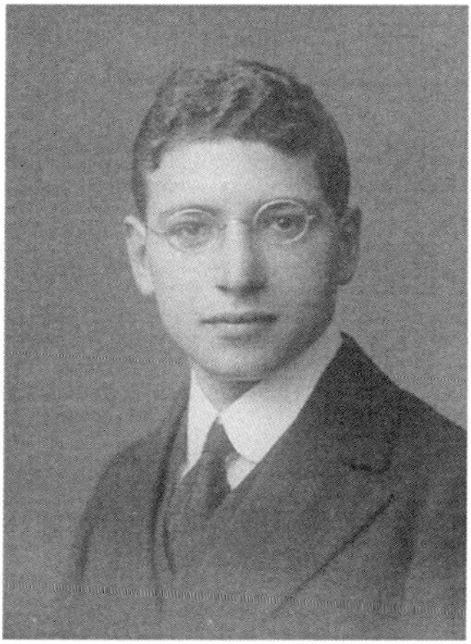

Reinhold Strassmann, 1913

Reinhold stammte aus einem Elternhaus, das sich einem humanen Liberalismus verpflichtet fühlte.[10] Gleichzeitig war man sehr national gesinnt und, wie Georg[11] in seinen Erinnerungen von 1971 schreibt,

auch kaisertreu. Im Großbürgertum, das seine Wurzeln im Judentum hatte, war das vielfach üblich. Reinhold hatte sich gleich 1914, mit 21 Jahren, freiwillig als Soldat für den Einsatz im Ersten Weltkrieg gemeldet. Er war damit einer von 10.000 Menschen jüdischer Herkunft, die sich freiwillig zum Dienst an der Front meldeten.
Im Fronteinsatz war Reinhold im Oktober 1916 in Galizien durch die Splitter einer direkt neben ihm explodierenden Handgranate erheblich verletzt worden. Besonders gravierend waren die Verletzungen an Kopf und Ohr. Er blieb für immer einseitig taub. Aber Reinhold war weiterhin so durchdrungen von Vaterlandsliebe, dass er trotz seiner schweren Verletzungen glühende patriotische Gedichte verfasste.
Nach mehreren Lazarettaufenthalten gelang es der Mutter, Reinhold nach Berlin in die chirurgische Abteilung des Virchow Krankenhauses, der ihr Bruder Moritz Borchardt vorstand, zu verlegen. Dort verliebte Reinhold sich im November 1916 – wohl zum ersten Mal und außerdem sehr heftig – in eine Krankenschwester. Offenbar mochte Schwester Priska diesen Patienten auch. Sie war die Tochter des promovierten Stadtarchivdirektors Peter Albert von Freiburg, der auch einen Professorentitel trug.
Reinhold schrieb später darüber einen 12-seitigen Bericht an seinen Bruder. Daraus entnehme ich, dass Priska mehr Zeit mit Reinhold verbrachte, als es medizi-

nisch notwendig gewesen wäre. Jedenfalls nährte das Reinholds Hoffnung auf gegenseitige Gefühle. Aber gleichzeitig kam sie seltener zu ihm, als es ihr wohl möglich gewesen wäre und als es für ihn erklärlich war. Sie war offenbar nicht gleichermaßen verliebt. In mehreren Gedichten brachte er seine Gefühle, auch die einsamen, zum Ausdruck. Hier das erste dieser Gedichte:

Priska, mein herrliches Sonnenkind
Blumen wollt ich Dir bringen
Und im schmeichelnden Maienwind
Lockende Lieder singen.

Priska, Du herzgeliebte mein,
Lass Dich von ihnen umkosen,
Schimmernd bist Du wie Sonnenschein
Schöner als blühende Rosen.

Lieblich wie lachender Maienglanz
Reich und blühend vor Wonne,
Und in den Augen der Liebsten Tanz
Lebensspendende Sonne.

Unberührt wie erwachender Tag,
Wenn die Nebel zerronnen,
Sage mir Priska, Du Liebe, wie mag
Solchen Zauber ich bannen.

Küssen will ich die Augen Dir,
Steigen in ewige Gründe.
Gib, o gib Deine Seele mir,
Dass sich die meine entzünde.

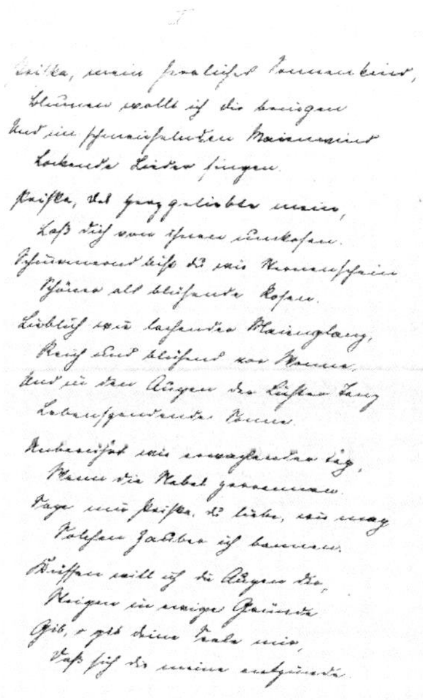

Als Reinhold Schwester Priska mit einem anderen Mann sah, sie von ihm alle Fotos und anderes zurück verlangte, und ihn bat, sie zu vergessen, wurde ihm klar, dass diese Liebe hoffnungslos war. Er kämpfte nicht um sie, sondern trat den Rückzug an.
Daraufhin schrieb er im August 1917 jenen detaillierten Brief an seinen allerbesten Freund, seinen geliebten älteren Bruder Georg, und legte ihm 19 Gedichte bei. Zunächst erscheint dieser Bericht fast pedantisch. Aber offenbar legt Reinhold sich selbst Schritt für Schritt Rechenschaft ab, warum aus dieser Beziehung nichts geworden ist und auch nicht werden konnte. Er geht sogar so weit, dass er den kleinen Anzeichen nachspürt, die ihn frühzeitig hätten warnen können, dass seine Liebe nicht erwidert wurde. So hatte Schwester Priska nie etwas von ihm angenommen, selbst dann nicht, als sie krank wurde und er helfen wollte. Deshalb machte er ihr auch keinerlei Vorwürfe, konnte sich aber auch nicht von dem Gedanken an sie und von seinem Liebesschmerz lösen. Zu Weihnachten 1917 schickte er seinem einzigen Vertrauten, seinem großen Bruder Georg, ein weiteres Konvolut von 18 Gedichten.[12] Seine tiefe Sehnsucht lenkte er nun auf die Schönheit der Natur, die er als Kind auf Reisen mit seinen Eltern und seiner Großmutter mütterlicherseits, Emma Borchardt, kennen gelernt hatte.

Du schönes Land, der Erde Zier,
Nicht darf ich zu Dir ziehn.
Und doch, es reißt mich fort von hier,
Zu dir, mein Engadin!

In Schnee und Eis den Zauber dein,
Wie selig sah ich ihn!
Ich sah Dir tief ins Herz hinein,
Wie Unschuld weiß, wie Unschuld rein,
Mein holdes Engadin!

Ich liebte dich in höchster Pracht,
Wenn hell die Sonne schien,
Und auch in sternenklarer Nacht,
Mein liebes Engadin!

Bedrückte, die ihr vor der Welt
In Schmerzen wolltet fliehn!
Dies ist das Land, das euch gefällt,
Das eure Nacht in Glanz erhellt,
Das schöne Engadin!

Seine schweren Kriegsverletzungen verarbeitete Reinhold seelisch, indem er daran glaubte, durch seinen Einsatz dem Vaterland zum Sieg verhelfen zu können. Da er dieses Land in noch größerer Bedrängnis sah als sich selbst, fand er den einzigen Weg, seinem Leben weiter einen Sinn zu geben, darin, erneut in den Krieg zu ziehen. 1917 trafen noch Siegesnachrichten von den Fronten ein.[13] Insofern waren

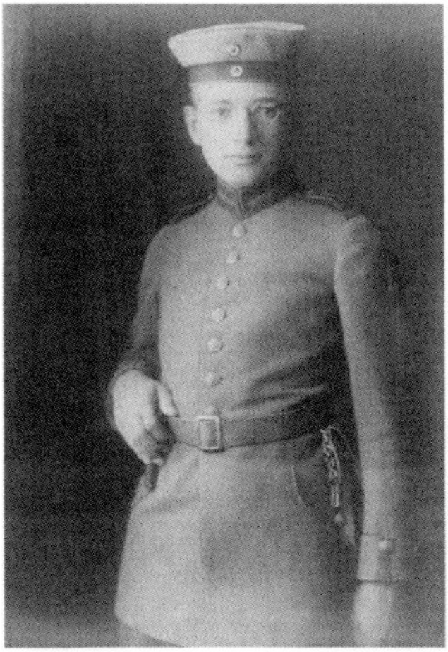

Reinhold, wahrscheinlich 1916

Reinhold im Lazarettbett, vermutlich 1917

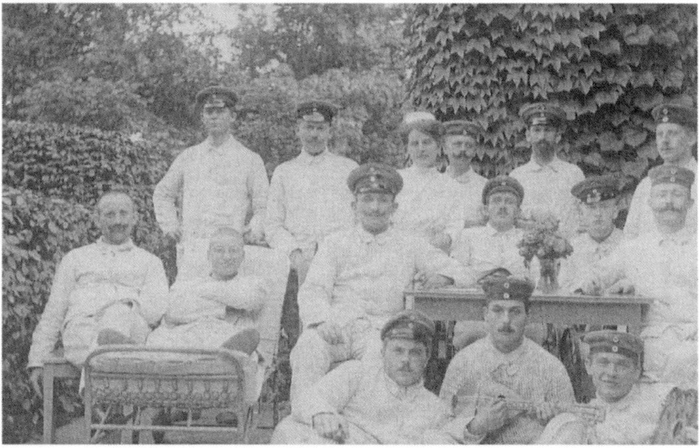

Reinholds Gedanken für einen national gesinnten Unteroffizier, zu dem er befördert worden war, zu jener Zeit noch nicht illusorisch. Reinhold zog tatsächlich wieder in den Krieg. Er wurde 1918 in Belgien erneut ins Lazarett eingewiesen. Dieses Mal bereitete ihm ein Lungenflügel größte Probleme.[14]
Im Krankenhaus in Berlin traf er erneut auf Priska.
Der Krieg war vorüber und sie bereit, Reinhold zu heiraten. Sofort machte Reinhold Nägel mit Köpfen: Sie heirateten schon im Mai 1919[15], obwohl er noch Student war. Er zog mit ihr wieder nach Marburg und setzte sein dort vor dem Krieg begonnenes Philoso-

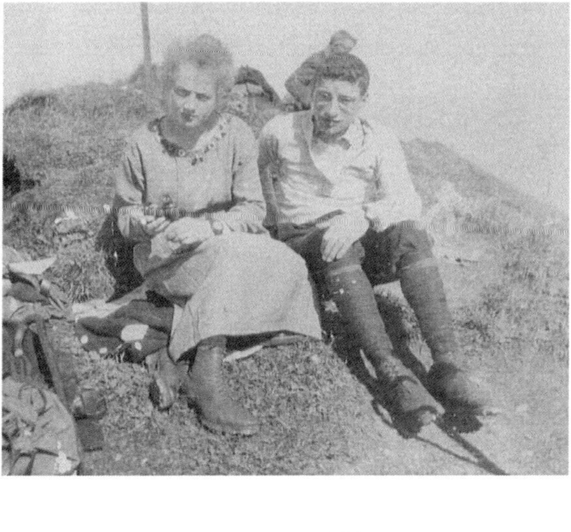

Priska und Reinhold, ca. 1918

phie- und Mathematikstudium fort. Reinhold musste sich aber damit auseinander setzen, dass er – trotz der Hingabe seiner Gesundheit – in einem »besiegten« Vaterland lebte. Damit war eine Illusion zerstört, die ihm vorher Halt gegeben hatte.
Bald stellte sich auch heraus, dass Reinhold für seine Gesundung schwer kämpfen musste. Die Granatsplitter hatten allein vier Operationen notwendig gemacht, aber es kam immer wieder zu Entzündungen. Und er litt unter schweren Kopfschmerzen. So teilte Reinhold 1921 Georg mit, dass er Weihnachten nicht nach Hause kommen könne, da er erst einmal rigoros an sich selbst und seine Genesung denken müsse – zumal in der Gesellschaft niemand mehr als ein paar gute Worte für Kriegsbeschädigte übrig habe. Reinhold zitierte Goethe offenbar als ein Motto, an dem er sein Denken und Fühlen nunmehr ausrichtete und das ihm neuen Lebensmut gab:

> Allen Gewalten zum Trutz sich erhalten
> Nimmer sich beugen, Kräftig sich zeigen,
> Rufet die Arme Der Götter herbei.

Klassische Bildung spielte in der großen Familie der Strassmanns eine überragende Rolle. Das Spektrum dieser Bildung war äußerst umfassend und behielt auch für diejenigen, die später auswandern mussten, ihre große Bedeutung.[17]

Es gibt ein Indiz dafür, dass Reinhold zusammen mit Priska anfangs eine glückliche Zeit verbrachte.[18] Beide schrieben 1922 gemeinsam an Georg einen Brief, als sie erfuhren, dass er bald heiraten wolle: »Dies ist der allerwichtigste Schritt in Deinem Leben, und wir wünschen Dir und Deiner Braut eine sehr zärtliche und gesegnete Liebe. Wir wünschen Dir all das Gute, das in die Worte Glück und Liebe hinein gedacht werden kann. Die Zeit Deiner Verlobung ist die allerschönste Zeit des Lebens mit all ihren Erwartungen und dem unerfüllten Verlangen. Möge sie Euch nur immer weiter zusammen führen und Euch mit großem Glück und seligem Verlangen erfüllen.«[19]
Im Juli 1922 vollendete Reinhold sein Studium mit dem Rigorosum und einer Doktorarbeit in Mathematik mit der Gesamtnote »Ausgezeichnet«.[20] Ab Oktober 1922 arbeitete er in Marburg als Bankangestellter.[21] Außerdem widmete er sich der Erweiterung seiner wissenschaftlichen Arbeit. 1926 veröffentlichte er diese als Buch.[22] In den USA trägt seine Entdeckung heute seinen Namen: »Strassmann's Theorem«. Aber aufgrund der Beschädigung eines Lungenflügels entwickelte Reinhold 1927 eine Tuberkulose, die dazu führte, dass er einige Jahre in Sanatorien in der Schweiz verbringen musste.[23]
Priska erlitt zwei Fehlgeburten. Und die Beziehung zu Reinhold mit seinen immer wiederkehrenden Kopf-

schmerzen und der daraus resultierenden Notwendigkeit, sich von allen Aktivitäten zeitweise zurück zu ziehen, war wohl auf Dauer zu schwer für sie. Im Januar 1926 trennten sich beide zunächst räumlich. Reinhold ging wohl nach Berlin. Priska zog Ende 1927 nach Freiburg, wo ihr Elternhaus stand.[24] Sie arbeitete weiter als Krankenschwester. Georg, Reinholds Bruder, der sonst wenig über seinen Bruder sprach und nur im ersten, englisch abgefassten Bericht etwas ausführlicher auf sein Leben eingeht, äußerte sich folgendermaßen: »Sie passten nicht zusammen und die Ehe war nicht glücklich.«[25]

Eingriffe in das private Leben durch Beginn der NS-Herrschaft

Die nationalsozialistischen Machthaber forderten jeden »arischen« Ehepartner wiederholt unmissverständlich und oft auch brutal auf, sich scheiden zu lassen. Berichte über solche sogenannten Mischehen zeigen, wie viele Beschimpfungen, Verunglimpfungen und Depravationen auch die nicht-jüdischen Ehepartner erleiden mussten.[26] Die Zahl dieser »Mischehen« hatte vor allem in der Zeit der Weimarer Republik stark zugenommen, so dass um 1930 etwa ein Viertel aller Juden, die heirateten, sich für einen nicht-jüdischen Ehepartner entschied. Gerade diese Ehen waren vermutlich »der wichtigste Indikator für den hohen und weiter steigenden Grad der Integration (...) wobei viele dieser Ehen statistisch gar nicht in Erscheinung traten, weil einer der Ehepartner, in der Regel der jüdische, vor der Hochzeit zu der anderen Konfession übertrat.«[27]

Und so war es auch bei Reinhold und Priska gewesen. Die Kinder[28] der Familie Fritz und Rose Strassmann waren 1897 evangelisch getauft worden, aus Respekt vor dem im Vorstand der liberal-jüdischen Reformgemeinde tätigen Vater von Rose, alle erst nach dessen Tod.[29] Die Eltern konvertierten erst 1933 zum Protestantismus.[30] Priska kam aus einem sehr katholischen Elternhaus.[31] Wichtig für Reinholds weiteres Leben war: Priska ließ sich nicht scheiden!

Im September 1935 waren die Nürnberger Rassengesetze erlassen worden. Sie definierten genau, wer als Jude zu gelten hatte und aus allen öffentlichen Ämtern entfernt werden musste. So verlor auch Reinholds Bruder Georg seine außerordentliche Professur.[32]

Reinhold war wie seine Brüder in eine protestantische Grundschule gegangen. Wie seine Briefe vermuten lassen, fühlte er sich nicht als Jude. Reinhold verlor 1936 seine Tätigkeit als statistischer Mathematiker bei der Allianz Versicherung in Berlin ohne jeden materiellen Anspruch. Angetreten hatte er diese Tätigkeit wahrscheinlich 1926, aber vielleicht auch erst sehr viel später aufgrund der etwa um diese Zeit ausbrechenden Tuberkulose.[33] 1927 hatte Fritz Strassmann nach seiner Emeritierung das Haus in der Friedrich-Wilhelmstraße, später Ahrenshooper Zeile 35, erworben und dort gewohnt.[34] Reinhold zog mit seinen Eltern in das neue Domizil.[35]

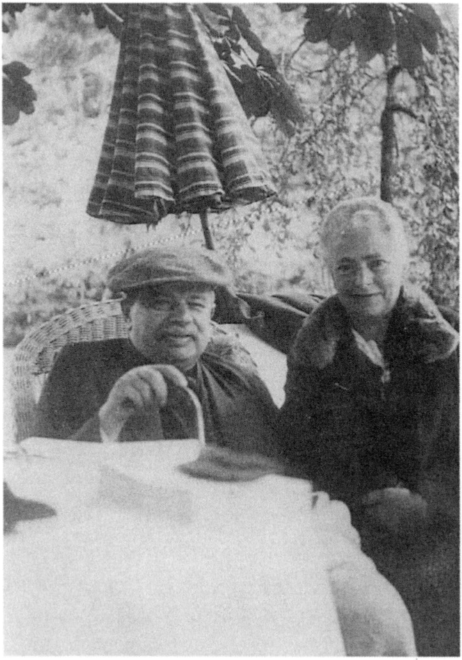

Fritz und Rose, 1933

Der 70. Geburtstag von Fritz Strassmann am 27. August 1928 war mit hohen Ehrungen einhergegangen. 1933 erlitt er einen Schlaganfall[36]. Davon blieb eine linksseitige Lähmung zurück. Seitdem saß er im Rollstuhl. Die Mutter Rose starb 1934. Beim Vater wohnend, konnte Reinhold sich um all seine Belange kümmern.
Am 27. August 1938 feierte die Familie den 80. Geburtstag des Vaters, in der Ahrenshooper Zeile. Georg schreibt, dass der Vater »eine wundervolle Rede [hielt] gleichzeitig zum Abschied für uns, deren Auswanderung nach USA bevorstand«[37].

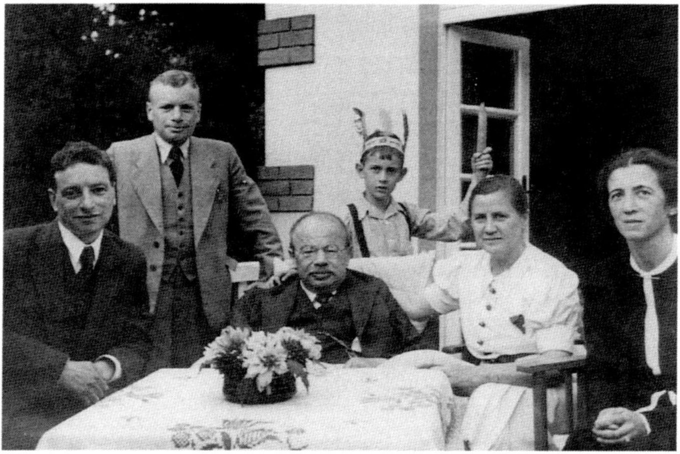

Letztes Foto von allen, Sommer 1938 (v.l.n.r.: Reinhold, Georg, Fritz, Friedrich, Frau Esch, Ilse)

So verlor Reinhold nun also auch die Familie seines Bruders. Von nun an schrieb Reinhold regelmäßig Briefe in die USA, ein- bis zweimal pro Monat, wenn sein Gesundheitszustand und die vielen ihm staatlicherseits auferlegten Beschwernisse dies zuließen. Reinhold hatte die Familie von Georg zum Schiff begleitet. Im ersten Brief schrieb er, dass er erleichtert sei, weil er sich ihnen dadurch ein wenig näher fühle. Vor allem könne er sich nun auch vorstellen, selbst eines Tages auszuwandern.

Reaktionen auf die Verschärfung der Situation der zu Juden Deklarierten

Schon die Einordnung der zunächst unspektakulär erscheinenden Sätze von Reinhold erfordert es, zwischen den Zeilen zu lesen. Seit der Auswanderung von Georg war es bereits zu einer gravierenden Eskalation der Verfolgungen der Juden in Deutschland gekommen. Ende Oktober 1938 waren Tausende in Deutschland lebende Juden nachts zu Fuß gewaltsam über die Grenze nach Polen vertrieben worden.[38]
Die Briefe von Reinhold benennen die Verschärfungen der NS-Verfolgungsmaßnahmen niemals. Das Schweigen in den Briefen erklärt sich wohl hauptsächlich aus der Angst, der Gräuelpropaganda bezichtigt

zu werden.[39] Die Schreiber mussten damit rechnen, dass ihre Briefe geöffnet wurden. Auch Reinholds Briefe tragen z. T. solche Stempelvermerke.
Anlässlich der Pogromnacht vom 9. November 1938 waren in der Arenshooper Zeile zwei SS-Leute erschienen. Sie wollten Fritz Strassmann verhaften. Die – nach damaliger Diktion arische – Haushälterin führte die SS-Leute mit einer süffisanten Bemerkung zu Strassmann. Vermutlich fanden die SS-Leute aber den Abtransport des im Rollstuhl sitzenden alten Herrn dann zu umständlich.[40] Vor allem aber hätten sie damit zu viel Aufsehen erregt.
In den nächsten Briefen an Georg scheint die – auch von Fritz zu zahlende – Vermögensabgabe durch. Sie verlangte Reinhold viele Laufereien ab. Der Wechsel seiner Empfindungen wird nur durch eine erneut an den Bruder gestellte Frage deutlich: Sieht der Bruder eine Möglichkeit, dass auch der Vater und er in die USA auswandern könnten? Oder sollten beide nach England gehen? Der Vater habe schließlich einen Ehrendoktor der Universität von Edinburgh.
Reinhold fragte auch selbst sofort in England nach. Dort wären sie aber nur aufgenommen worden, wenn die Weiterreise in die USA garantiert gewesen wäre. So schreibt Reinhold dem Bruder schon im nächsten Brief, dass der Gesundheitszustand des Vaters eine solche Reise nicht mehr zulassen würde.

Fritz und Reinhold – nur noch Vater und Sohn, Zehlendorf 1939

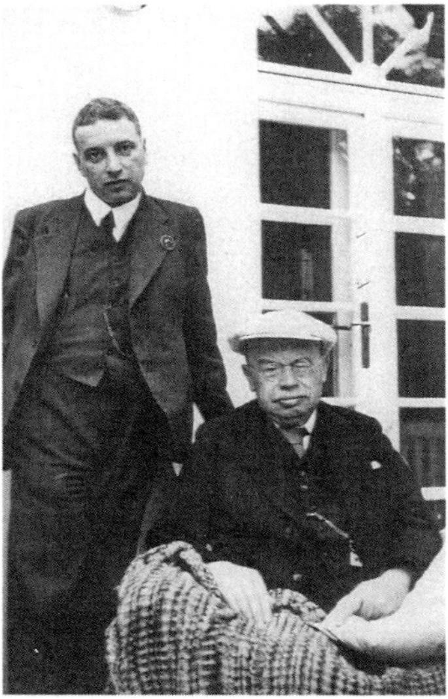

Georg antwortet ihm, dass er alles tun will, um das Nachkommen von Vater und Bruder in die USA zu ermöglichen. Reinhold liest den Brief seinem Vater dreimal vor und schreibt dann im Weihnachtsbrief 1938: »[Der Brief] bedeutet ein großes, großes Glück für mich. Ich habe mir wohl alles gemerkt, was darin stand und war sehr gerührt darüber. Doch bin ich jetzt bei Vater auf einem Posten, auf dem ich ausharren muss [...] Ich kann mich nicht satt lesen an Eurem Brief.« Wohl auch als weitere Reaktion auf die Pogromnacht berichtet Reinhold schon am 18. November 1938 von Überlegungen, in seinem Haus eine Nichte seines Vaters, Reinholds Cousine aufzunehmen: Hildegard Hirschwald, geb. Strassmann und Herbert mit ihren zwei Kindern, die am 28. Januar 1939 in der Ahrenshooper Zeile einzogen. Ob die Aufnahme freiwillig erfolgte, weil das

Zusammenrücken etwas mehr Sicherheit versprach, oder ob es sich schon um die vorauseilende Erfüllung eines Gesetzes handelte[41], muss hier offen bleiben.
Wie schnell die Lebensbedingungen weiter verschlechtert wurden, zeigte sich – wieder indirekt – schon gut zwei Monate später. Reinhold beschreibt, dass er am Todestag seiner Mutter (18. Januar 1934) an ihrem Grab weilte: »Es war das 1. Mal draußen, dass ich in reiner Dankbarkeit ein Gebet an den Vater im Himmel richtete, dass er Mutter schon so lange zu sich gerufen hat.« Und dann zitiert er ausführlich Jeremia 45, 3–5.[42]
Reinholds Tag bestand darin, seinem Vater regelmäßig aus Büchern vorzulesen. Er nahm die Finanzgeschäfte wahr. Seinem Vater wurden dauernd neue Abgaben auferlegt und für Georg waren auch noch verschiedenste finanzielle Angelegenheiten zu regeln. Notar und Generalbevollmächtigter mussten mit schwierigen Fragen konsultiert werden, die sich aus der Emigration von Georg ergaben. Dabei erwies sich die Aufnahme der vierköpfigen Familie Hirschwald für Reinhold als wahrer Segen.
Er schreibt, dass ihm, bei all seinen Sorgen, Herbert »ein sehr wertvoller und ruhiger Ratgeber« sei und dass er mit Hildegard regelmäßige Plauderstündchen halte und mit beiden wunderschöne Abendspaziergänge mache. Vor allem Hildes goldener Humor bereite ihm in dieser »trüben Zeit« manche Freude.

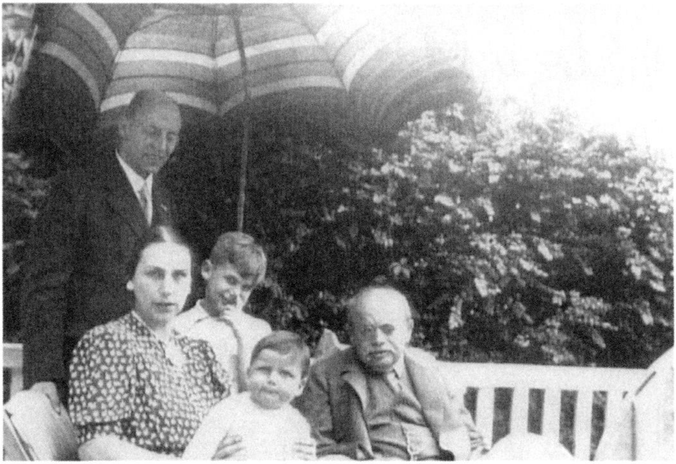

Hildegard und Herbert Hirschwald mit Walter und Baby Rudolf, Frühjahr/Sommer 1939

Beide seien »in diesen schweren Monaten seine besten und treuesten Freunde geworden, sie helfen mir täglich, bei allem was ich tun muss. Sie, [Hildegard] begleitet mich auf schweren Wegen«. Auch gingen sie, wenn Reinhold den Weg zur Kirche schaffte, gemeinsam zum Gottesdienst in die Johanneskirche.
Reinhold hatte begonnen, Englisch zu lernen. Und auch dabei half ihm Herbert. Aber schon im Juni 1939 zeichnete sich ab, dass die Familie Hirschwald schneller als erwartet nach England würde ausreisen können.

So freudig die Aussicht war, so stark betrübte es Reinhold.
Zum 81. Geburtstag des Vaters am 27. August 1939 war die Familie nicht mehr da. Sie konnte mit Hilfe des Büros Grüber, das der spätere Probst Heinrich Grüber gegründet hatte, emigrieren. Reinhold schrieb für sein Patenkind, den kleinen Rudolf, ein Abschiedsgedicht:

Mein liebes kleines Patenkind,
Du schaust so fröhlich in die Welt,
Weil Mutterliebe warm und lind,
Dich fest an ihrem Herzen hält.

Und wenn Dein Vater schwer bedrückt
Die Stunden Tag und Nacht verbringt,
Du weißt es nicht, Du lachst beglückt
Wenn süß im Laub die Amsel singt.

Du ahnst nicht, wie von Sorgen krank
Die Eltern stein'ge Wege gehen,
Weil fern sie über nächt'gem Gang
Für Dich ein Lichtlein schimmern sehn.

Sie wandern aus dem Vaterland,
Dem einst sie Herz und Blut geweiht.
Sie schreiten stumm; die Vaterhand
Gibt Segen ihnen und Geleit.

So geh mein Kind in Gottes Hut!
Er ist der allerbeste Hort.
Dank ihm, in dem Dein Leben ruht,
Er schützt dich hier, er schützt dich dort.

Und danke einst in bessrer Zeit
Den Eltern, die dich treu umhegt,
Und deren stille Tapferkeit
Dich in die neue Heimat trägt.

R.S. Berlin im Juli 1939

Mit Beginn des Krieges durch Hitler am 1. September 1939 und der Kriegserklärung Englands an Deutschland am 3. September, war das eine Ausreise in letzter Minute. Selbst der direkte Briefverkehr zwischen England und Deutschland war nun nicht mehr möglich.[43]

Als sich die baldige Ausreise abzeichnete, stellte Reinhold den Antrag, dass Marie Gertrude Lewy-Lingen,[44] ebenfalls eine Nichte seines Vaters, und deren Mann Richard zu ihm und seinem Vater ziehen durften.

Marie war evangelisch getauft. Die Kinder gehörten zu jenen, die in den 1930er Jahren Christen geworden waren.[45] Als die Familie erfahren hatte, dass sie dies nicht schützen würde, schickten die Eltern ihren Sohn Walter, geboren am 8. Februar 1920, und ihre Tochter Marianne, geboren am 25. Februar 1921, Anfang 1939 zu einer Tante nach England.

Walter begann dort ein Chemiestudium, meldete sich zum Kriegsdienst, kämpfte in Nordafrika und Italien unter dem Namen Walter Landon, als Schutz, falls er in deutsche Gefangenschaft geraten würde[46] und fand als

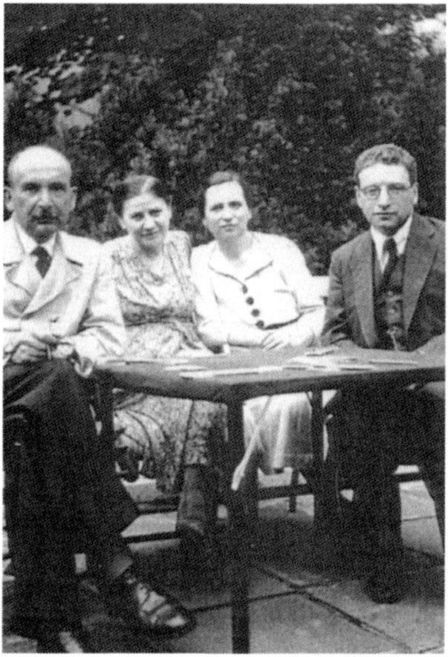

Richard und Marie Lewy, Frau Esch und Reinhold

Fallschirmspringer[47] bei der Landung der Engländer in Arnhem, Holland am 20. September 1944 den Tod. Er hatte sich als besonders mutig erwiesen und war bei seinen Kameraden sehr beliebt.[48]
Marianne diente ebenfalls im Krieg im ATS (Auxiliary Territorial Service), dem Frauenarm der englischen Streitkräfte, wurde später Mathematiklehrerin, heiratete nie und starb im Januar 2009 im Alter von knapp 88 Jahren bei Birmingham, sehr geschätzt von dem Sportclub Birchfield Harriers, für den sie sich ein Leben lang engagiert hatte.[49]
Dr. Richard Lewy-Lingen war bis zu seiner Zwangsentlassung 1935 oder 1936[50] Landgerichtsdirektor. Er fiel bis dahin unter das Frontkämpferprivileg, welches seine Entlassung verzögerte. Das Frontkämpferprivileg

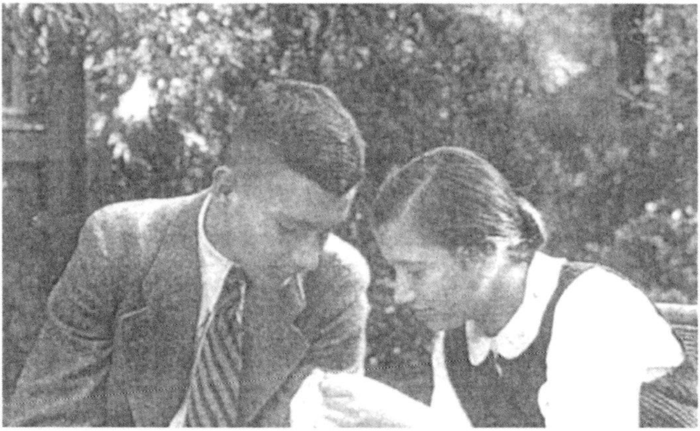

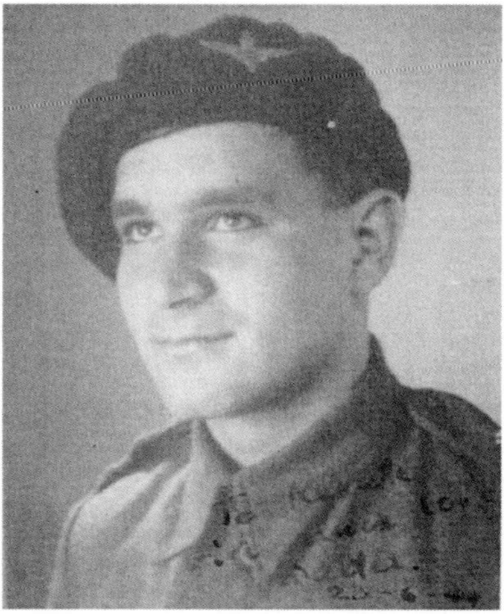

Marianne mit ihrem Bruder Walter, Berlin 1938

Walter Lewy-Lingen, geb. 1920, gefallen 20.9.1944 als Walter Landon

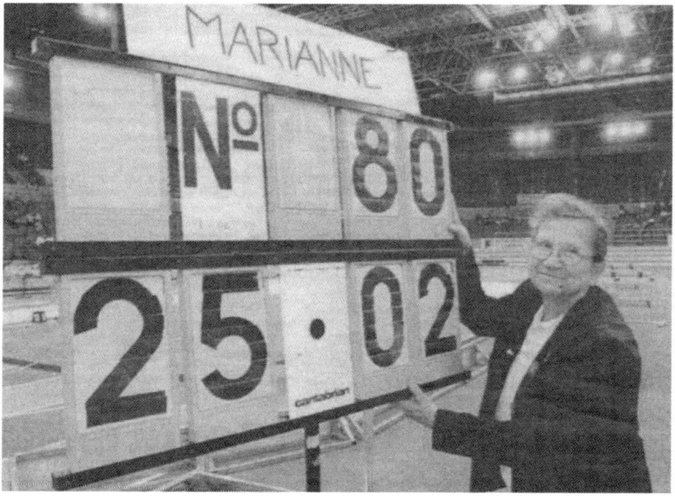

Marianne Lewy-Lingen, geehrt zum 80. Geburtstag

war auf Intervention Hindenburgs 1933 eingeführt worden. Zum Erstaunen der Nazis konnten 50 Prozent der ab 1933 als Juden geltenden Menschen den geforderten Nachweis erbringen. So hatte diese Hoffnung, »mir wird nichts passieren«, anfangs in der Tat eine gewisse Berechtigung. Auch Reinhold war wie sein Bruder Georg lange davon überzeugt, dass sein Einsatz an der Front ihn schützen würde. Allein aus der größeren Familie Strassmann hatten im Ersten Weltkrieg neun junge Männer ihr Leben an der Front verloren.[51]

Das Privileg aber war durch die Nürnberger Gesetze aufgehoben worden.[52]

Spätestens die Pogromnacht hatte alle Hoffnungen zunichte gemacht. Wer jetzt noch in Deutschland, behördlich als Jude erfasst, leben musste, erlebte eine neue Dimension der Verfolgung und der Depravation. In Reinholds Brief vom 15.12.1939 finden sie durch das 10. Kapitel des Hebräerbriefes, besonders Vers 32–34, ihren Ausdruck.

In der nun immer auswegloser erscheinenden Situation war es Reinhold eine sehr große Freude und ein Trost, dass die Pfarrgehilfin bzw. Vikarin, die offenbar lange sehr krank gewesen war, ins Pfarrhaus zurückkehrte und vor allem, dass ein neuer Pastor seinen Dienst antrat, obwohl dieser schon 75 Jahre alt war. Sofort bat Reinhold ihn, seinen Vater zu besuchen. Und das tat der Pastor dann regelmäßig. Über die nächsten zwei Jahre entwickelte sich ein intensiver Dialog zwischen den beiden alten Herren, der darin gipfelte, dass Fritz resümierte: »Als ich merkte, wie hart Gott gegen Menschen sein kann, bin ich darüber barmherzig gegen andere geworden.«[53]

Die Gespräche führten dazu, dass die Trauerrede von Pastor Schade unter dem Spruch aus der Bergpredigt stand: »Selig sind die Barmherzigen, denn sie werden Barmherzigkeit erlangen.« Fritz starb am 30. Januar 1940.

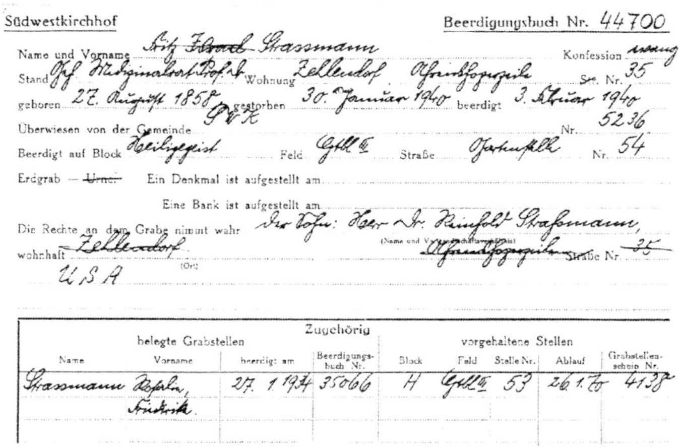
Südwestkirchhof — Beerdigungsbuch Nr. 44700

Name und Vorname: Fritz ~~Eduard~~ Strassmann — Konfession: evang.
Stand: Geh. Medizinalrat Prof. Dr. — Wohnung: Zehlendorf, Ahrenshooperzeile — Str. Nr. 35
geboren: 27. August 1858 — gestorben: 30. Januar 1940 — beerdigt: 3. Februar 1940
Überwiesen von der Gemeinde — Nr. 5236
Beerdigt auf Block: Heiligegeist — Feld — Straße — Nr. 54
Erdgrab — ~~Urne~~ — Ein Denkmal ist aufgestellt am
Eine Bank ist aufgestellt am
Die Rechte an dem Grabe nimmt wahr: der Sohn: Herr Dr. Reinhold Strassmann, (Name und Verwandtschaftsverhältnis)
wohnhaft: ~~Zehlendorf~~ USA (Ort) — Straße Nr. ~~35~~

Zugehörig

belegte Grabstellen				vorgehaltene Stellen				
Name	Vorname	beerdigt am	Beerdigungsbuch Nr.	Block	Feld	Stelle Nr.	Ablauf	Grabstellenschein Nr.
Strassmann	Rosalie, Friederike	27. 1. 1934	35066	H		53	26. 1. 70	4138

Grabkarte Fritz Strassman

Im Mai 1939 lebten noch ca. »100.000 Menschen, die als Christen jüdischer Herkunft eingestuft wurden, in Deutschland«[54]. Doch auch in den beiden großen Kirchen, selbst in der Bekennenden Kirche, gab es Antisemitismus. Aber die Erfahrungen, die Reinhold mit seiner Johannesgemeinde machte, stehen im Widerspruch, zu denen anderer Christen jüdischer Herkunft mit ihren christlichen Kirchen.

Dass ein Pfarrer wie Pastor Schade es wagte, regelmäßig Hausbesuche abzustatten, zeugte damals von großem Mut. Solchen Mut hatten nur Einzelne, nicht

aber die Institution Kirche, die sich nicht zu ihren als jüdisch geltenden Mitgliedern bekannte.
Die Zahlen der Übertritte allein in die evangelische Kirche Zehlendorf zeigen, wie viele Menschen 1933 und noch in den Folgejahren ihre Hoffnung auf eine Zugehörigkeit zu einer christlichen Kirche, speziell zu der evangelischen, in die zwei Drittel aller Konvertiten eintraten, setzten. Waren es 54 in den ersten zwanzig Jahren dieser Gemeinde, traten 1933 allein 45 und in den nächsten 10 Jahren immerhin noch mal 47 Menschen über.[55]
Reinhold besuchte ab jetzt zweimal pro Woche die Gräber seiner Eltern in Stahnsdorf und zeitweise auch das seines kleinen Bruders Werner in Friedrichsfelde und pflegte sie liebevoll – solange es ihm erlaubt war, zu den Friedhöfen hinzugehen.[56]
Der Briefwechsel mit dem Bruder musste nun auch die Kommunikation mit dem Vater ersetzen. Reinhold war ein empathischer, warmherziger Mensch, der an jedem Detail des Lebens seines Bruders und vieler anderer um ihn herum Anteil nahm. Er war überaus anhänglich, treu und aufopferungsbereit und voller Liebe zu seiner Familie. Vor allem war er ein sehr dankbarer Mensch. Er sah alles Schöne um sich herum und freute sich daran. Aber er brauchte selbst auch Rat, Trost und Stärkung. Zwar fand er dies in starkem Maße im Glauben, aber er benötigte

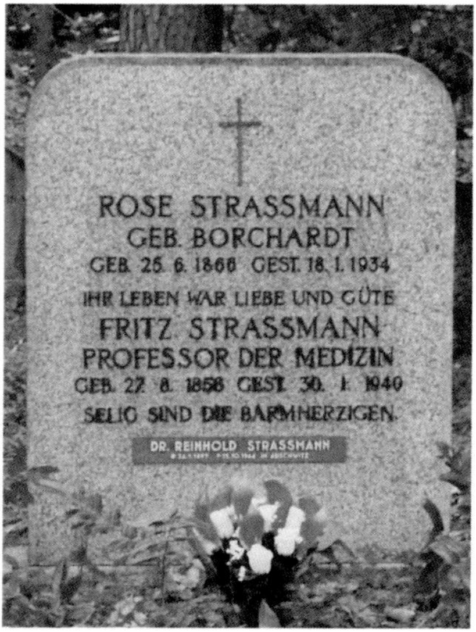

Grabstein für Rose und Fritz Strassmann auf dem Südwestkirchhof Stahnsdorf; darauf neu angebracht: Dr. Reinhold Strassmann, geb. 24.1. 1893, verst. 25.10.1944 in Auschwitz

Zuspruch auch im Alltag.

Von den Lewys hören wir jedoch wenig in seinen Briefen, obwohl sie mehr als zwei Jahre mit ihm unter einem Dach wohnten. Ein Hinweis ist, dass Richard zwar »ein ausgezeichneter Mann« sei, aber »von noch pessimistischerer Denkweise als … [unbekannt], so dass er noch niemals fertig gebracht hat, auch nur ein leises Wort der Aufmunterung zu sprechen«[57]. Offenbar waren Richard und Reinhold von sehr unterschiedlicher Natur. Vermutlich war Richard der größere Realist. Aber mit Realismus allein war das harte Leben damals wohl nur schwer zu bewältigen. Seit der Vater nicht mehr da war, fühlte Reinhold sich leer. Als er ein altes

Ehepaar kennen lernte, dass seinen einzigen Sohn im Ersten Weltkrieg verloren hatte, besuchte er dieses Paar häufig und fand darin einen neuen Sinn für sich: »Ich denke manchmal an die Eltern, wenn ich da bin, und komme mir dann nicht ganz so unnütz vor.«[58]

Auswanderungspläne und eine neue Stufe der Bedrohung

Reinhold lernte jetzt mit Nachdruck Englisch. Wie der Vater es ihm selbst gesagt hat, hatte Reinhold »alles getan, was ein Sohn für seinen Vater tun kann«[59]. Nun war es sein Ziel, seinem Bruder in die USA zu folgen, um dort wieder als Mathematiker arbeiten zu können.[60]

Sofort nachdem der Vater gestorben war, hatte Georg erneut energisch gedrängt, dass Reinhold nun endlich alle notwendigen Schritte für seine Auswanderung unternehmen sollte. Reinhold tat das auch. Er bekam beim amerikanischen Konsulat die Vormerkungsnummer 78632 auf der Warteliste. Vermutlich wusste Reinhold, dass die hohe Nummer sehr ungünstig war, denn er bat den Bruder erneut zu verstehen, »dass ich diese Bemühungen erst nach Vaters Tod aufnehmen konnte. (...) Diese Pflicht konnte ich nur erfüllen, wenn ich mich ihr ungeteilt und restlos hingab und

nicht Wege suchte, die mich selber hätten in Versuchung führen (...) können.«[61]
Reinhold war bewusst, dass es »mit den vielen Gesundheitsschäden, die ich nun einmal habe«, nicht einfach sein würde, eine neue Existenz aufzubauen. Es ging ihm nicht gut: »Meine körperlichen Beschwerden wechseln geschmackvoll ab, zwischen Herz, Augen, Darm u. Atmungsorganen, doch trage ich es leichter, auch das muss wohl die innere Ruhe machen.«[62] Neben den Herzbeschwerden, die ihn oft schachmatt setzten, war auch die geringe Sehkraft von minus 14 Dioptrien ein großes Problem. Selbst die neuesten Brillen halfen nur wenig. Und die ersten Augenschalen, die es damals gab, waren noch so hart, dass er sie maximal drei Stunden am Stück tragen konnte. Mehr als zweimal am Tag war das nicht möglich.
Aber Reinhold war voll des Mutes, jetzt alles zu versuchen, um ausreisen zu können.[63]
Am 30. März 1941 jedoch schreibt Reinhold: »Ich halte es wohl für möglich, dass Ihr noch dieses Jahr Ilses Mutter, [Schwiegermutter von Georg, L-Qu] und Richard und Marie wieder sehen könnt. Was aber uns selbst anlangt, so wollen wir diese Hoffnung für spätere Zeiten fest im Herzen bewahren und einstweilen getrost alles in die Hände unseres Vaters im Himmel legen (...) dem wir jeden Morgen neu zu danken Ursache haben.«

Das kann nur bedeuten, dass das amerikanische Konsulat Reinhold eine eindeutige Absage erteilt hatte. »Mit nur einem Lungenflügel hatte er keine Chance für ein USA-Visum«, das sagte mir eine Gesprächspartnerin, die Reinhold zu der Zeit regelmäßig besuchte.[64]

Reinhold ging immer wieder zu Gottesdiensten, sog die Bibeltextstellen förmlich in sich auf. Er begann auch daheim intensiv in der Bibel zu lesen. Und er las Bücher, die Evangelien auslegten oder die deren Briefe oder die Offenbarungen und andere Schriften interpretierten.

Offenbar hatte Reinhold sich schon vermehrt dem christlichen Glauben zugewandt als seine nationalen Ideale zerbrochen waren und als es ihm auch gesundheitlich nicht besser ging. Nun war der Glaube wohl ganz an die Stelle seiner früheren poetischen Verarbeitung getreten und auch an die Stelle aller anderen Sehnsüchte seines Lebens, die sich als unerfüllbar erwiesen.

Georg schrieb dazu: »Im Gegensatz zu mir, der ich nach den Erlebnissen des Krieges Agnostiker wurde, blieb Reinhold ein frommer Christ, schloss sich in der Nazizeit der Bekenntniskirche an.« Gemeint ist damit wohl die Bekennende Kirche.[65]

Alles musste verschlüsselt verfasst werden. Reinhold konnte aber offen schreiben, welche religiösen Bücher

er las, mit wem er in welchen Gottesdiensten gewesen ist, und wie die Gottesdienste immer intensiver auf ihn wirkten. Er benutzte diesen Weg auch, um über die sich ständig verschlechternde Lage zu berichten.
Andererseits machte Reinhold, indem er mitteilte, wie sehr er sich durch den Glauben oder den Besuch des Abendmahls mehr und mehr gestärkt und getröstet fühlte, auch deutlich, dass er sehr einsam war. Außer dem Glauben war ihm nichts geblieben in diesem sich immer weiter verschlimmernden täglichen Kampf gegen das Verzweifeln und für das Überleben.
Im Februar 1940 hatten erste Deportationen von Deutschen, die als Juden erfasst waren, aus Stettin nach Polen stattgefunden. Dieser Abtransport war noch gerechtfertigt worden mit dem »Vorwand«, damit Platz für sogenannte Reichsdeutsche aus dem Baltikum zu schaffen.[66] In Reinholds Brief vom Mai 1940 taucht diese neue Bedrohung in einer weiteren Lektüre auf. Er las ein Buch über die Kirche der Märtyrer im alten Rom und schrieb: »Und trotz allem gingen diese Menschen mit Freuden in den Tod«. Und: »Das ewige Reich, das ihnen und uns unser Heiland versprochen hat, das war ihnen eine solche Gewissheit, dass ihnen darüber alles Irdische versank.« Auch machte er sich klar, dass die Zeit der Verfolgung, die nun auch ihm drohte, nicht so schnell vorüber sein würde. Sie erstreckte sich damals, wie er schrieb, über 280 Jahre.

Zwar bereitete sich Reinhold weiter auf die Auswanderung nach Amerika vor. Andererseits aber war er sich inzwischen bewusst, dass ihm ein ganz anderes Schicksal bevorstehen könnte. Und auch dafür wollte er sich seelisch wappnen. Denn er war – wie könnte es anders sein – keineswegs frei von Zweifeln, auch an seinem Glauben. Deshalb suchte er immer wieder Stärkung und Bestärkung in der Bibel, in den Gottesdiensten, im Abendmahl und in religiösen Schriften. Und er schrieb sogar dem Bruder: »Wenn Ihr meiner gedenkt, so bittet, dass ich immer die Kraft finden möge, nach den Worten Christi zu leben.«[67] Ein paar Monate später berichtet er über die Lektüre eines kleinen Buches, »das für die Stunden der Anfechtung besonders trostreich ist«[68].

Je größer die gesellschaftliche Isolation wurde, desto enger wurden die Beziehungen zu anderen Verwandten. So kam die Familie Keiner, vor allem Elisabeth mit ihrer Tochter Annemarie, jetzt noch häufiger zu Besuch. Beide begleiteten Reinhold auch häufiger zu Gottesdiensten.

Annemarie war 1940 16 Jahre alt. Sie wanderte nach dem Krieg in die USA aus und erzählte Georg dort, dass Reinhold irgendwann begonnen habe, seine christlichen Überzeugungen jederzeit auch in Familiengespräche einzubringen – keineswegs immer zur Freude der Anwesenden. Reinholds Glaube war jetzt

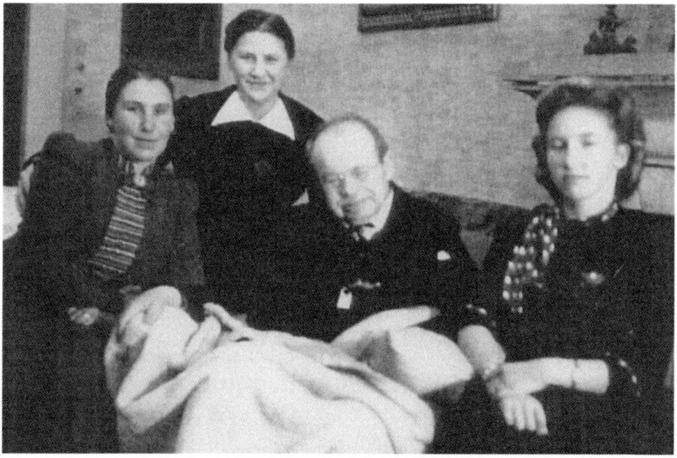

Annemarie und Mutter Elisabeth Keiner mit Fritz und Frau Esch

sehr inbrünstig, und das erschien ihr seltsam.[69] Die Frage stellt sich, ob Reinhold sich jetzt als Missionar fühlte, der seine Aufgabe darin sah, alle vom Glauben an Gott zu überzeugen. Vermutlich ist es anders. Es ist nicht ausgeschlossen, dass Reinhold sich selbst in dieser Zeit der stetigen Anfechtungen durch die ständige Thematisierung immer wieder seines Glaubens versichern wollte. In Reinholds isolierter und trauriger Lage blieb kaum etwas anderes, als sich in den Glauben zu flüchten und in sein Schicksal zu fügen.

Leider starb auch der alte Pfarrer, der sich bis zuletzt so rührend um seine besonders bedürftigen Gläubigen gekümmert hatte, am 2. Mai 1941. Er hatte Reinhold seit dem Tod des Vaters einmal wöchentlich besucht, was Reinhold sehr viel bedeutete. Er selbst konnte wegen sich häufender gesundheitlicher Probleme längst nicht mehr zu jedem Gottesdienst gehen.

Systematische Depravation

Im Mai und Juni 1941 teilte Reinhold seinem Bruder mit, dass er das Haus in der Ahrenshooper Zeile verkauft habe. Er müsse es aber erst zum Jahresende räumen. Er war davon überzeugt, dass Richard und Marie Lewy bis dahin in die USA ausgewandert sein würden.

Wir müssen davon ausgehen, dass es sich um einen Zwangsverkauf handelte. Das bedeutet, neben dem Verlust des Zuhauses, dass Reinhold selbst von dem Geld kaum etwas blieb. Ich zitiere dazu eine Untersuchung, die sein früherer Arbeitgeber zur Aufarbeitung der Firmengeschichte in Auftrag gegeben hat: »Die Unterlagen zeigen, dass die jüdischen Immobilienbesitzer zu Preisen verkauften, die unter dem Einheitswert lagen.« Schon für einen Verkauf, der im Dezember 1940 getätigt wurde, also anderthalb Jahre vor Reinholds Verkauf, zitiert die Untersuchung, unter welcher Erpressung solche Verkäufe zustande kamen: »Sie wissen, dass sie Juden sind. Wenn Sie nicht auf unser Angebot eingehen, werden wir gegen Sie andere Maßnahmen ergreifen.«[70]

Reinholds Haus und Grundstück gehörten forthin zum »NS-Besitz«. Die Familie Goebbels war öfters Gast in der Ahrenshooper Zeile 35.[71]

Reinhold hatte sich bis dahin auch vergeblich bemüht, dem Bruder das Erbe des Vaters zukommen zu lassen, seien es Sach- oder Geldwerte. Sein Vater hatte außerdem die Übertragung von monatlichen Zahlungen an seine Haushälterin Frau Esch gewünscht. Selbst die wurde – obwohl diese per Definition nicht Jüdin war – nur zum Teil genehmigt.

Wovon Reinhold selbst seit dem Tod des Vaters lebte, wissen wir nicht, denn die Pension des Vaters fiel seit Februar 1940 weg. Und Georg schrieb: »All das erfüllt uns mit schwerster Sorge, für die wir keinen Rat Dir wissen.«[72]

Mit dem Angriff auf die Sowjetunion vom 22. Juni 1941 setzte Hitler an die Stelle der Vertreibung der Juden nun das Ziel ihrer Vernichtung.

Ab 1. September 1941 waren alle Juden verpflichtet, den gelben Stern zu tragen. Jeder Wohnortwechsel war jetzt genehmigungspflichtig. Den Namen Israel hatten die Männer bereits zwei Jahre zuvor dem eigenen Namen zufügen müssen. Im Standesamt Zehlendorf wurden allein 131 Umbenennungen registriert.[73] Ein » J« im Pass war schon seit Oktober 1938 Pflicht. Am 19. September 1941 erging das generelle Emigrationsverbot für Juden[74], das allerdings ausdrücklich bestimmte: Deportationen bleiben hiervon unberührt.

Das bedeutet, dass nicht nur für ältere Leute der Weg ins Ausland verschlossen war, wie für die Mutter von Georgs Frau Ilse. Nun konnten auch Richard und Marie Lewys weit gediehene Auswanderungspläne in die USA nicht mehr verwirklicht werden.

Die Deportationen aus Berlin begannen bereits einen Monat nach Verhängung des Auswanderungsverbots am 18. Oktober 1941.[75]

Uns liegt kein Brief mehr von Reinhold vor. Sein letzter ist datiert vom 12. September 1941. Danach hat sein Bruder kein einziges Lebenszeichen direkt von ihm mehr erhalten.

Reinhold konnte dem Bruder nicht einmal mehr mitteilen, wohin es ihn nach der Räumung seines Hauses verschlagen hatte. Es ist nicht ausgeschlossen, dass sein nächster Brief nicht mehr in Amerika ankam. Denn im Dezember 1941 traten die Vereinigten Staaten in den Krieg ein.[76]

Elisabeth und bald auch Annemarie Keiner waren ab Sommer 1941 nicht mehr in Berlin, sondern in Hessen auf dem Land, weil die Familie Keiner zu jener Zeit

ausgebombt worden war, und weil der Vater beide bei seinen sogenannten arischen Verwandten in größerer Sicherheit glaubte. Dort haben sie auch überlebt.
Nun trennten sich auch die Wege von Reinhold und dem Ehepaar Lewy.
Lewys mussten ins Bayerische Viertel ziehen, wo Juden vor ihrem geplanten Abtransport gesammelt wurden.[77] Nach etwa neun Monaten dort setzten die Eltern Lewy am 13. Oktober 1942 ihrem Leben ein Ende. Die Stiftung Neue Synagoge Berlin – Centrum Judaicum geht von mindestens 1.600 jüdischen Menschen aus, die sich in Berlin zwischen 1938 und 1945 das Leben nahmen.[78]
Weihnachten 1941 musste Reinhold sein Haus verlassen.[79] Nach einigen Zwischenstationen zog er etwa eineinhalb Jahre später schließlich zu seinem Cousin Dr. Konrad Fraenkel. Das war ein älterer Bruder von Marie Lewy. Konrad war gleichzeitig sein Arzt und hatte Reinhold all die Jahre medizinisch betreut. Reinhold hatte nach dem Tod des Vaters mehrfach schwere fiebrige Erkrankungen, von denen er Georg berichtete. Reinhold bewohnte mit Konrad zusammen in dessen zum großen Teil ausgebombten Haus ein Zimmer. Konrad war wie Reinhold mit einer sogenannten arischen Frau verheiratet und hat dadurch in Berlin überleben können.
Wie aus dem Brief einer Verwandten bekannt ist, mussten Konrad und Reinhold Bomben räumen: »[Rein-

hold] kam mich oft besuchen. Er arbeitete hart an den Häusern, die durch die Bombardements zerstört worden waren. Aber er verlor nie seinen Lebenswillen. Es war unglaublich, wie er es schaffte, so hart zu arbeiten.«[80]

Reinhold teilte das Los harter Zwangsarbeit mit Tausenden Schicksalsgenossen, zu der Zeit noch über 25.000 in Berlin.

Dazu ein Tagebucheintrag von Victor Klemperer, weil wir von Reinhold selbst ja nichts mehr hören können: »Um sechs Uhr kam ein Bote der jüdischen Gemeinde, ich hätte morgen früh, acht Uhr (...) zum Schneeschippen anzutreten. Das ist genau die Arbeit, bei der mein Herz nach fünf Minuten streikt. Sie soll ›bis zum frühen Nachmittag‹ dauern. Es fehlt mir auch an gut besohlten Stiefeln. Zu irgendeinem Einspruch oder einem Versuch, Stiefel zu beschaffen, war es zu spät. Ich muss die Sache hinnehmen. Mehr als krepieren kann ich nicht. (...) Schwere Müdigkeit, Muskelschmerzen in den Waden, wunde Füße, die Hand unfähig, die Feder zu führen. Zur geistigen Arbeit unfähig. Dabei wird das Schippen sehr sachte betrieben. Aber von halb acht bis halb sechs immerfort im Freien, in physischer Anstrengung, zu wenig Schlaf...[81].«

Das Leben der in den Ghettos zusammengepferchten Menschen verschlimmerte sich zusehens. Aus den Jahren 1942/43 wissen wir von Reinholds schwerem

Schicksal in Berlin eigentlich nur, dass er seinen Lebensmut dennoch nicht verlor. Und wir wissen aus den schon erwähnten Nachkriegsbriefen, dass er auch weiterhin verwandtschaftliche Kontakte pflegte.
Schon ab Herbst 1941 durften Postbusse nicht mehr benutzt werden,[82] zwei Monate später mussten auch die Fahrräder abgegeben werden. Ab Frühjahr 1942 war die Benutzung von allen Bussen, Bahnen etc. verboten, es sei denn, der Weg zur Zwangsarbeit war länger als sieben Kilometer. Gleichzeitig wurden die Möglichkeiten, Lebensmittel zu kaufen, zeitlich weiter eingeschränkt, auf nur eine bestimmte Stunde am Tag. Möbel, Bilder, Schmuck und Besteck, mit Ausnahme eines Messers, einer Gabel, eines Ess- und Teelöffels, mussten zwangsweise abgeliefert werden. Besonders schlimm war, dass mitten im kalten Januar 1942 auch alle Woll- und Pelzsachen abgegeben werden mussten. Seinen Hund durfte Reinhold auch nicht mitnehmen. Haustiere waren forthin verboten. Reinhold war von Kindheit an mit Hunden aufgewachsen. Die Konten wurden gesperrt, die Scheckhefte eingezogen. Zeitungen und Zeitschriften durften nicht mehr bezogen werden. Auch die jämmerlichen Wohnungen im Ghetto mussten ab März 1942 mit einem Stern neben dem Namensschild kenntlich gemacht werden. Der Besuch von Friseurgeschäften wurde im Mai 1942 verboten. Im Juni 1942 mussten alle entbehrlichen Kleidungsstücke

abgeliefert werden. Und vielleicht das Schlimmste: Ab September 1942 erhielten all diese Menschen keine Zuteilung mehr für Eier, Milch, Fleisch, Fleischprodukte und für Seife.

Das sind nicht alle Schikanen. Es sind nur jene, die jeden Betroffenen hart trafen.[83] Reinhold überstand sie mehr als zwei Jahre. Am 24. Januar 1944 wurde er in Berlin 51 Jahre alt.

Letzte Stationen

Die vollständige Vernichtung aller zu sogenannten Untermenschen degradierten Menschen war im Januar 1942 bei der Wannseekonferenz als »Endlösung« beschlossen worden.

Die erste Stufe dafür war die Deportation. Auch mit »Ariern« Verheiratete konnte nun das Deportationsschicksal treffen. Obwohl die dafür staatlicherseits Bestimmten als Zwangsarbeiter eigentlich dringend benötigt wurden, spielte selbst dieser Einsatz keine Rolle mehr.

Nach dem Krieg erfuhr Georg, dass Reinhold im Juni 1942 auf eine Deportationsliste nach Theresienstadt gesetzt worden war.

Der in Berlin verbliebene Ernst Keiner, der Mann der Cousine Annemarie, konnte Reinholds Frau Priska

in Freiburg telegraphisch benachrichtigen. Sie kam sofort nach Berlin, obwohl sie bereits seit ca. 16 Jahren von Reinhold getrennt lebte.
Sie protestierte aus Schärfste, wies auf Reinholds Fronteinsätze und auf seine schweren Verletzungen hin. Vor allem machte sie ihren Status als »arische« Ehefrau geltend. So konnte sie tatsächlich seine Freilassung erreichen.[84]
W. Paul Strassmann schreibt, dass Reinholds Name ein halbes Jahr später, 1943, zum zweiten Mal »auf der Deportationsliste für Theresienstadt« stand. Goebbels wollte Berlin bis Ende März 1943 »judenfrei« machen. Die italienische Verwandte schreibt nach dem Krieg dazu: »Eines Tages wurde er [Reinhold] weggebracht und musste drei Wochen im Gefängnis bleiben, aber dann wurde er wieder freigelassen, weil er ja noch mit seiner Frau verheiratet war.« Ob Priska sich auch hier wieder eingesetzt hatte, wissen wir nicht.
Es ist aber anzunehmen. Vermutlich geht es bei dieser Verhaftung um die Vorgänge, die unter dem mutigen Widerstand der Frauen in der Rosenstraße als Fabrikaktion in die Geschichte eingegangen sind.[85]
Ein Jahr später, am 9. Februar 1944, wurde Reinhold mit einem sogenannten Alterstransport von Berlin nach Theresienstadt deportiert.[86] Dazu heißt es nach Aussage von Ernst Keiner bei W. Paul Strassmann über seine Ehefrau Priska, »dass Reinhold ihre Hilfe

nicht mehr habe in Anspruch nehmen wollen«. Von Theresienstadt aus schrieb Reinhold sogar noch Briefe nach Berlin, offenbar an Ernst Keiner, der von Briefen in den ersten drei Monaten berichtet und deshalb Reinholds vermutliches Todesdatum nach dem Krieg auf den 15. Mai 1944 festsetzen ließ.

Aus einem Nachkriegsbrief unbekannten Ursprungs in die USA geht hervor, dass Reinhold im Juli 1944 »längere Zeit« in Theresienstadt im Krankenhaus war. Und es gibt noch einen für uns sehr wichtigen Bericht von einer Überlebenden aus Berlin. Sie schreibt, dass Reinhold seinen Mantel und andere Winterbekleidung an frierende Mitgefangene gegeben hat.[87] Den Zeitpunkt kennen wir nicht. Vielleicht können wir diese Geste so verstehen, dass Reinhold sich keine Illusionen über sein weiteres Schicksal machte. Er wusste vermutlich, dass die NS- Mordmaschine ihm keine Chance lassen würde, zu überleben.

Im Mai 1940 hatte Reinhold seinen Bruder gebeten, für ihn zu beten, »dass ich immer die Kraft finden möge, nach den Worten Christi zu leben«. Was die Überlebende berichtet, heißt vermutlich, dass Reinhold auch in Theresienstadt seinem Glauben und seinen Überzeugungen treu blieb.

Von insgesamt mehr als 141.000 Menschen, die dorthin transportiert worden sind, davon mehr als 15.000 aus Berlin, haben insgesamt etwa 17.000 überlebt.

Reinhold gehörte nicht zu den etwa 1.700 Menschen, die aus Theresienstadt nach Berlin zurückgekehrt sind. Von den 100 Menschen, mit denen er dorthin transportiert wurde, haben 69 überlebt, 31 nicht.[88] Er gehörte auch nicht zu den etwa 33.500 Menschen, die in Theresienstadt umkamen oder ermordet wurden. Dazu gehörte die Mutter von Georgs Frau:
Marie Marwitz, geb. Pniower am 6. März 1871, deren Leben am 2. Juli 1944 nach fast zweijährigem Aufenthalt in Theresienstadt ausgelöscht wurde. Noch bis zum September 1941 hatte sie gehofft, zu ihren Kindern nach Amerika ausreisen zu können. Ihre Tochter Ilse Strassmann, Georgs Frau, hatte die Kosten für die Überfahrt bereits eingezahlt[89], und Reinhold hatte geschrieben, dass er davon ausgehe, dass außer den Lewys wohl auch sie ausreisen könne. Deportiert wurde sie am 5. August 1942.[90]
Reinhold gehörte zu den mehr als 88.000 Menschen, die aus Theresienstadt in die Vernichtungslager deportiert und dort meist direkt nach ihrer Ankunft ermordet wurden.
Reinhold wurde am 23. Oktober 1944 nach Auschwitz abtransportiert – zusammengepfercht mit 1.715 Menschen. Das war der vorletzte Transport, vor dem letzten, der fünf Tage später erfolgte.
Der Transport erreichte nach zwei Tagen, am 25. Oktober 1944, sein Ziel.

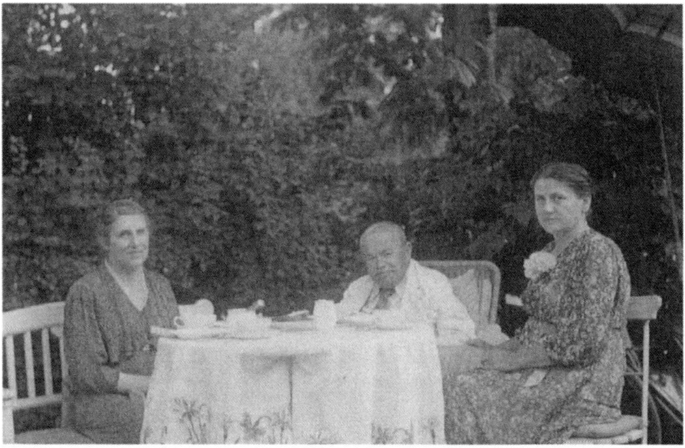

Marie Marwitz und Fritz mit Frau Esch, 1939

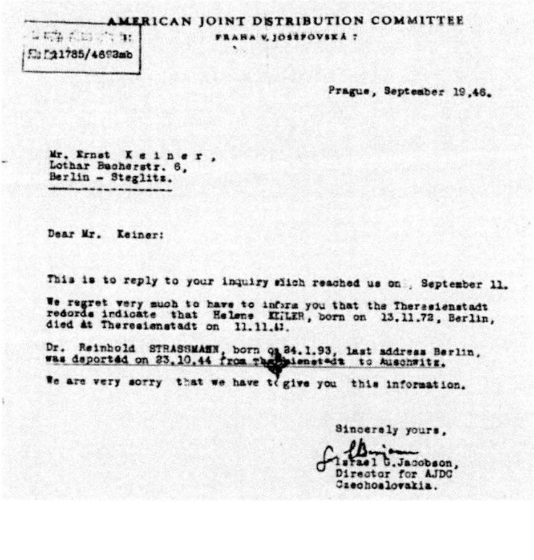

AMERICAN JOINT DISTRIBUTION COMMITTEE
PRAHA V, JOSEFOVSKÁ 7

1785/4693mb

Prague, September 19,46.

Mr. Ernst K e i n e r ,
Lothar Bucherstr. 6,
Berlin - Steglitz.

Dear Mr. Keiner:

This is to reply to your inquiry which reached us on September 11.

We regret very much to have to inform you that the Theresienstadt records indicate that Helene KEILER, born on 13.11.72, Berlin, died at Theresienstadt on 11.11.42.

Dr. Reinhold STRASSMANN, born on 24.1.93, last address Berlin, was deported on 23.10.44 from Theresienstadt to Auschwitz.

We are very sorry that we have to give you this information.

Sincerely yours,
Israel G. Jacobson,
Director for AJDC
Czechoslovakia.

Benachrichtigung des American Joint Distribution Committee, 1946

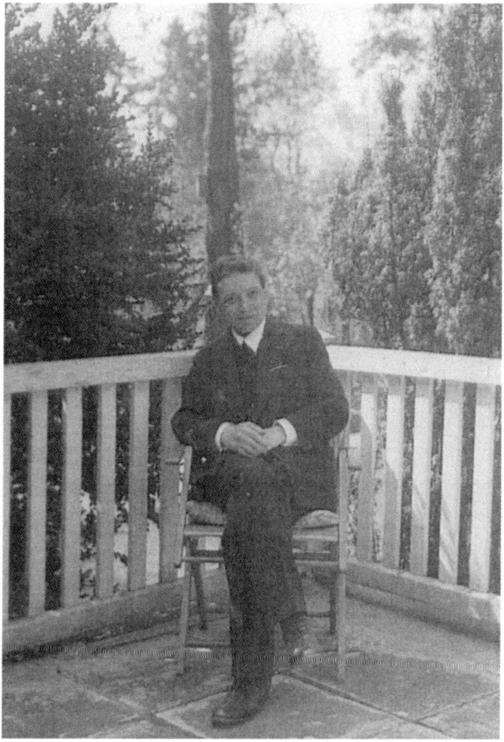

Letztes Foto von Reinhold, 1940

»Stolperstein«-Verlegung für Dr. Reinhold Strassmann

Vor dem ehemaligen Wohnhaus von Fritz Strassmann, Ahrenshooper Zeile 35, befinden sich jetzt drei »Stolpersteine«. Der eine erinnert an Reinhold Strassmann, den jüngsten Sohn von Fritz Strassmann, der am 23. Oktober 1944 nach Auschwitz deportiert wurde und dort ermordet worden ist. Die beiden anderen erinnern an Verwandte, die mit Reinhold zusammen zwei Jahre lang in dem Haus wohnten – das Ehepaar Marie und Dr. Richard Lewy-Lingen. Sie haben ihrem Leben selbst ein Ende gesetzt, nachdem sie keinen anderen Ausweg mehr sahen. An der bewegenden »Stolperstein«-Verlegung nahmen auch Mitglieder der Strassmann-Familie aus den USA teil: Fred Strassmann (Belmont, MA), der Enkel von Fritz Strassmann, und dessen jüngste Tochter Miranda S. Jones (Boston, MA), ferner W. Paul Strassmann (East Lansing, Michigan). W. Paul Strassmann emigrierte 1937 mit seinen Eltern und Schwestern in die USA. Er war dort Professor für Volkswirtschaft an der Michigan State University. Die jetzigen Besitzer des Anwesens in der Ahrenshooper Zeile waren ebenfalls anwesend. Zuvor fand ein Gottesdienst in der Johanneskirche in Berlin-Schlachtensee statt, der von den Jugendlichen der Gemeinde selbst gestaltet wurde. In dem Faltblatt der Kirchengemeinde heißt es: »Ein Mensch ist erst vergessen, wenn sein Name vergessen ist«. Einige Tage vor der »Stolperstein«-Verlegung trug Jutta Lange-Quassowski vor der Kirchengemeinde Schlachtensee einen Teil ihrer Forschungsergebnisse zum Leben von Reinhold Strassmann und seinen Verwandten vor.

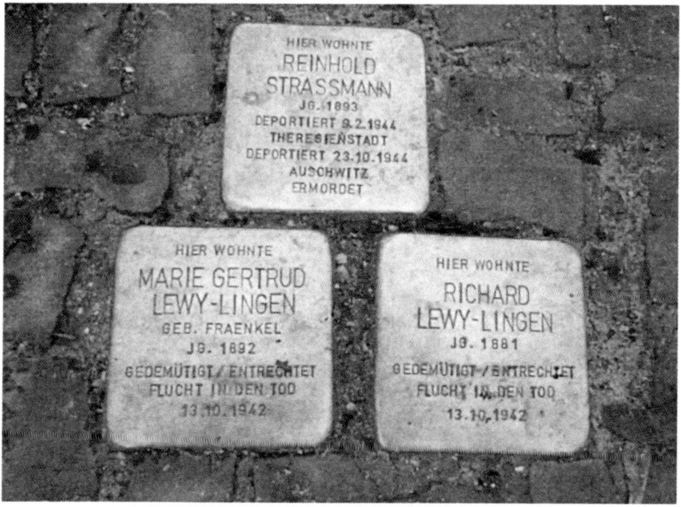

Stolpersteine. Berlin-Schlachtensee, Ahrenshooper Zeile 35

Besuch an der Grabstätte

Am 21. Oktober 2011, fast auf den Tag 67 Jahre nachdem Reinhold Strassmann, der jüngste Sohn von Fritz Strassmann, von Theresienstadt nach Auschwitz deportiert und dort ermordet worden war, konnte Jutta Lange-Quassowski die Zusatzbeschriftung auf dem alten Grabstein für Rose und Fritz Strassmann im Beisein der Familienmitglieder aus den USA und Volkmar Schneider, dem Nach-nach-nachfolger auf dem Lehrstuhl von Fritz Strassmann, enthüllen. Er hatte den Stein schon früher einmal säubern lassen und sich darum bemüht, dass die Grabstätte zu einer Ehrengrabstätte umgewidmet wird. Der Südwestkirchhof Stahnsdorf liegt zwar außerhalb Berlins, gehört aber in die Zuständigkeit des Berliner Senats. Der Antrag war positiv begutachtet worden, nach einer Satzungsänderung wurde er aber leider abgelehnt.
Im Moment der Enthüllung fiel durch die dicht stehenden Bäume des Parkfriedhofes ein Sonnenstrahl direkt auf den Stein.

Die Zusatzbeschriftung lautet:

Dr. Reinhold Strassmann, *24.1.1893 +25.10.1944 in Auschwitz

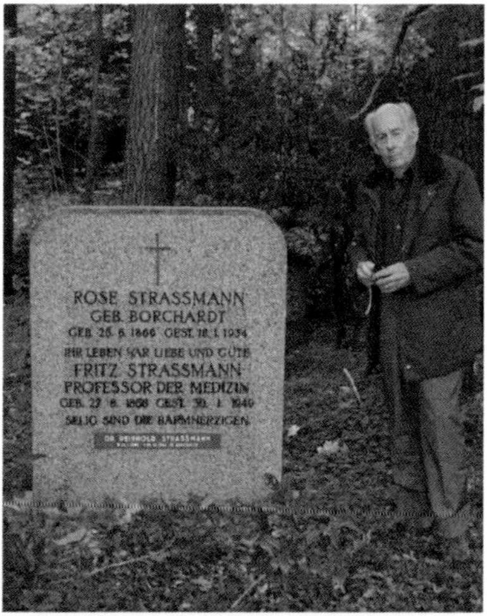

Fred Strassmann am Grab von Fritz und Rose Strassmann, 2011

Fred Strassmann und Volkmar Schneider

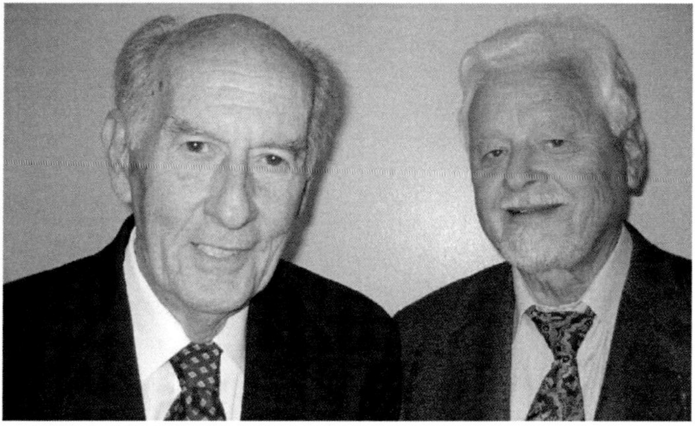

Reinhold Strassmann hat das Grab seiner Eltern regelmäßig besucht und liebevoll gepflegt. Fred Strassmann, der Enkel von Fritz Strassmann, konnte sich erinnern, als Kind am Grab gewesen zu sein. Er wurde begleitet von seiner jüngsten Tochter, Miranda Jones. Auch W. Paul Strassmann und B.-P. Lange besuchten an diesem Morgen das Grab.

Berufliche Existenzsicherung durch Auswanderung

von Jutta Lange-Quassowski

Ein Lebenslauf enthält meist nur nüchterne Daten, wie das Curriculum Vitae von Georg zeigt. Es lässt nicht die Dramatik des Lebens erkennen, es sei denn ein/e LeserIn ist Experte und KennerIn besonderer Fragen in der betreffenden Zeit. Deshalb soll hier den Ausführungen zum persönlichen noch eine Facette des wissenschaftlichen Lebens von Georg hinzugefügt werden.

Von 1920 bis 1932 publizierte Georg Strassmann 95 Artikel über verschiedene Todesursachen. Dadurch errang er bereits internationale Anerkennung.[91] Im November 1937 bereitete er seine Auswanderung mit einem für drei Wochen geplanten, aber um eine Woche verlängerten Aufenthalt in den USA vor.[92] Einerseits hatte er Kontakt zu guten deutschen Freunden, die offensichtlich schon seit längerer Zeit in den USA gut etabliert waren, wie Karl Lehmann, Fritz Schiff und Curt Landé. Andererseits besuchte Georg auch mehrfach das »Emergency Committee for displaced persons« bzw. jenes für Mediziner, die ihr Land verlassen mussten. Georg konsultierte sowohl den Präsidenten, den Neurologen Dr. Bernhard Sacks, wie auch die einzelnen Mitglieder desselben. Da er immer wieder neue Empfehlungen bekam, hielt er Vorträge in verschiedenen Institutionen und Städten. Schließlich bekam er eine finanzielle Zusage über US$ 2.000 für ein Jahr, um in New York beim obersten Gerichtsmediziner anfangen zu können. Dies war jedoch nicht genug für eine Auswanderung.[93] Karl Lehmann konnte schließlich erreichen, dass die Zeit der geplanten »Anstellung« zumindest auf dem Papier auf zwei Jahre ausgedehnt und der Betrag verdoppelt wurde. Weitere Affidavits waren erforderlich. Nur mit persönlichen Beziehungen seines berühmten Onkels Dietrich Borchardt aus Buenos Aires gelangte Georg mit seiner Familie schließlich an das erkämpfte Visum. Da Georg in den letzten zwei Jahren nicht mehr lehren durfte, erhielt er aber kein Visum, das nicht quotiert war. Er musste eine Fluchtsteuer in Höhe von 17.000 Reichsmark zahlen, die sein Vater glücklicherweise aufbringen konnte, ebenso wie die 5.000 Reichsmark, die für die Genehmigung zur Ausfuhr des persönlichen Umzugsgutes abgeführt werden mussten sowie die Kosten für die Überfahrt. Die Mitnahme von Geld war auf 10 RM pro Erwachsener und 5 RM pro Kind beschränkt.

So wie die Zeit unter den Nationalsozialisten viel Kraft gekostet und nur noch die Veröffentlichung von neun Artikeln ermöglicht hatte, war auch die Übergangs- und Eingewöhnungszeit in den USA sehr an-

gespannt, zumal nicht nur Sprachexamina abgelegt, sondern auch die ärztlichen Examina erneuert werden mussten. Hinzu kam die Sorge um die Daheimgebliebenen. Um ihnen die Ausreise zu ermöglichen, mussten nicht nur Affidavits ausgestellt werden, sondern meist auch die Kosten für die Überfahrt übernommen und rechtzeitig in den USA eingezahlt werden.
Mit Georgs Antritt seiner Anstellung am Krankenhaus in Waltham, Massachusetts, setzte auch die Veröffentlichungstätigkeit erneut ein und führte zu 52 Artikeln über alle möglichen Todesursachen. Nach dem Zweiten Weltkrieg kamen weitere Artikel in deutschen Publikationen hinzu, so dass Georg insgesamt 167 Veröffentlichungen zu verzeichnen hat.[94]

Identitätsbrüche

von Jutta Lange-Quassowski

Georg/George Strassmann

Der älteste Sohn von Fritz Strassmann sah seinem Vater sehr ähnlich, war recht klein, wie er selbst schrieb, fast immer der Kleinste in der Klasse, aber auch der Beste. Er war unterkühlter als sein Bruder Reinhold, zumindest trainierte er, so zu erscheinen. Er beschreibt zum Beispiel, dass er zu Zeiten des Praktikums im Studium oft in dem Präpariersaal, in dem sie Leichenteile sezierten, sein Frühstücksbrot verspeiste, um zu zeigen, dass ihm (und seinen Kameraden) der Geruch und der Anblick der Leichenteile nichts ausmachten.[95]

Auch beruflich war er in die Fußstapfen seines Vaters getreten. Er war ein in Deutschland und auch früh im Ausland anerkannter Rechtsmediziner geworden. Sein Vater war darauf und auf seine fachlichen Leistungen sehr stolz.

Mit 38 Jahren war Georg außerordentlicher Professor in Breslau und mit seiner Frau Ilse, geb. Marwitz dorthin gezogen. Beide hatten im April 1922 geheiratet. Trotz Behandlung in der Frauenklinik von Paul Ferdinand Strassmann blieb der Wunsch des Paares nach einem eigenen Kind unerfüllt. Das deprimierte Ilse

sehr, zumal sie die Mutterschaft als Erfüllung ihrer Rolle als Frau begriff. Deshalb hatten Georg und Ilse auf Vermittlung ihres Verwandten Paul Ferdinand Strassmann im Jahre 1929 ein drei Wochen altes Baby adoptiert. Ilse war zu jener Zeit 34 Jahre alt.
Georg hatte seine berufliche Qualifikation bereits im Sommer 1913 mit dem Ersten Staatsexamen und der Promotion abgeschlossen und sein Medizinal-Praktikantenjahr im Sommer 1914 beendet. Dazu gehörte auch ein Halbjahr als Einjährig-Freiwilliger mit der Waffe. Dabei hatte er u.a. »schwerbepackt mit Karabiner, Lanze und Degen zu reiten und über Hürden mit dem Pferd zu springen«. (S. 41)
Georg nahm am Ersten Weltkrieg vom ersten bis zum letzten Tag teil, zunächst als »Unterarzt, dann Assistenzarzt und zuletzt als Oberarzt und Regimentsarzt …[und] ich wurde mit dem Eisernen Kreuz 1. und 2. Klasse und dem Hanseatischen Kriegsorden dafür bedacht«. (S. 1) Erst im Sommer 1918, als er einen Fronturlaub erhielt, kam ihm zu Bewusstsein, »dass wir den Krieg verloren hatten«. (S. 47)
Obwohl Georg sich nur sehr selten zu politischen Fragen äußert, ermöglichen die Memoiren es doch, uns ein Bild von seiner Einstellung zu machen. So benennt er die Weimarer Republik als »sog. Weimarer Republik« (S. 48). Als er von der jüngsten Schwester seiner Mutter erzählt, berichtet er auch von deren

bester Freundin: »[Sie] war die Frau des Rechtsanwalts Hugo Hase, der in der Kaiserzeit sozialdemokratischer Reichstagsabgeordnete [war]. Wir verstanden wenig von Politik, doch waren uns Beziehungen zu einem sozialdemokratischen Abgeordneten als kaisertreu Gesinnte, nicht besonders angenehm.« (S. 23)
Das heißt: Ähnlich wie Reinhold fiel Georg als national eingestelltem und kaisertreuem Untertan die Anerkennung der Weimarer Republik offenbar schwer. Schon bei Reinhold wurde erklärt, warum so viele Menschen jüdischer Herkunft meinten, die nationalsozialistische Herrschaft im Prinzip überdauern zu können. Das ist noch besser zu verstehen, wenn es dazu sehr aufschlussreich und sehr offen in Georgs Memoiren heißt: »In der Hitlerzeit hatten wir so wenig Übersicht über die Lage und Zukunft, dass wir ein Grundstück in Breslau (...) kauften und uns dort ein Eigenheim (...) bauen ließen.« Das Haus wurde im Sommer 1935 fertig. Georg hatte es bauen lassen, obwohl der Direktor des Instituts für gerichtliche Medizin, Karl Reuter, gleich zu Beginn der Nazizeit, als er Direktor wurde, Georg als stellvertretenden Direktor verdrängt hatte und »nicht mehr wagte, mich im Institut arbeiten zu lassen«. (S. 54) Allerdings wurde Georg nicht die Lehrbefugnis entzogen. Und der befreundete Medizinalrat Gröschels [Gröschel?] ermöglichte es ihm, seine rechtsmedizinischen Blut-

gruppenuntersuchungen nun in seinem Institut durchzuführen. »[Er] zeigte also viel mehr Zivilcourage als Reuter« (S. 56) Getarnt als mangelnder Mut, andernorts aber auch aggressiv, vertraten viele sogenannte arische Ärzte eine Spielart des Antisemitismus, die ihnen persönlich sehr nützlich war: Durch Verdrängung ihrer jüdischen deutschen Kollegen erhielten sie deren begehrte Stellungen.[96] Offenbar sah Georg in der Zeit seine berufliche Existenz nicht so bedroht, dass er den Zustand als unhaltbar einstufte.[97] Das bewirkten erst die Nürnberger Gesetze, die zu seiner Zwangspensionierung führten und ihn in die Auswanderung zwangen. 1937 machte er eine Erkundungsreise in die USA. »Bei meinem mangelhaften Englisch war das nicht immer leicht«, schreibt er untertreibend, denn die meisten Besuche waren vergeblich.

Mit viel Glück und der Hilfe von Verwandten, die gute Beziehungen hatten, gelang es schließlich doch, dass die Familie im Oktober 1938 emigrieren konnte, praktisch ohne Geld in der Tasche. Im fremden Land waren die Ankommenden anfangs stark auf die Hilfe derjenigen angewiesen, die Affidavits ausgestellt hatten und zunächst viel Geld leihen mussten, um das tägliche Überleben zu sichern. Von dem Verdienst für die nur für ein Jahr zugesagte Stelle konnte die Familie nicht alle notwendigen Kosten bestreiten.

Zwar gab es erst wenige Rechtsmediziner in den Vereinigten Staaten, so dass Georgs Fachwissen dringend gebraucht wurde, aber die Entlohnung betrug nur US$ 2.000 jährlich.
Dennoch schreibt Georg mehrfach in seinem Bericht, dass er »schweren Herzens« ging und dass sie zu jener Zeit nicht wussten, dass sie Reinhold und andere nicht wieder sehen würden. Erst als das Schiff ablegte und Reinhold in Cuxhaven zurückblieb, realisierte er, dass es kein Zurück mehr geben würde. Für Georg war Deutschland ein Vaterland, mit dem er sich besonders verbunden gefühlt hatte. Schließlich war erst sein Großvater Samuel eingewandert, und die Enkelgeneration wusste als dritte Generation noch sehr gut, was sie Deutschland zu verdanken hatte. Sein Vater – auch wenn er schon alt war –, sein Bruder und seine Verwandten lebten in Berlin. Mit der deutschen Kultur war er durch seine Eltern zutiefst verbunden. Georg war 1897 evangelisch getauft worden. Er hatte seinen – adoptierten – Sohn Friedrich in Breslau auf eine private evangelische Grundschule geschickt. Zwar hatte er über sich selbst geschrieben, dass er durch die Erlebnisse des Ersten Weltkrieges zum Zweifler und später zum Agnostiker geworden war, weil die Geistlichen aller Religionen und Länder die Waffen gesegnet hatten. Aber er hatte sich und seine Frau Ilse dennoch durch seinen Divisionspfarrer

Probst Sandmann, mit dem ihn eine enge Freundschaft verband,[98] trauen lassen, ist also wohl nicht aus der Kirche ausgetreten. (S. 51)
Zum Judentum, dem sein Großvater mütterlicherseits, Gustav Borchardt, noch so eng verbunden war, dass er sich aktiv im Vorstand der jüdischen Reformgemeinde engagierte, hatte Georg offenbar gar keine Beziehung mehr. Im Nationalsozialismus wurde er trotz der weit fortgeschrittenen Assimilation wieder auf den Status eines »Volljuden« zurückgeworfen, denn er hatte vier Großeltern, die als Juden angesehen wurden.
Durch die gesetzliche Stempelung von Georg und Ilse zu Juden, kamen beide auch familienpolitisch in eine sehr prekäre Lage. Ihr Adoptivsohn war nach den ab 1933 geltenden Gesetzen anders als sie selbst nun ein »arisches« Kind. Und damit entstand die Gefahr, dass ihnen dieses Kind bei einer Überprüfung entzogen werden könnte.
Da Georg sich als überzeugter Deutscher verstand, der für sein Vaterland vier Jahre an der Front gedient hatte, waren all diese Erfahrungen, die die Auswanderung erzwangen, vermutlich nicht nur ein Alptraum, sondern ein Trauma. Durch die nun unsicher gewordene Adoption und die konkrete Bedrohung der Familie war der Schock möglicherweise noch größer als bei anderen Exilanten.

Die USA waren Ende der 1930er Jahre ein Land, in dem die Weltwirtschaftskrise noch nicht überwunden war und in das dennoch viele Menschen eingewandert waren, die in Deutschland zu Juden gestempelt worden waren. Antisemitismus hatte sich unter diesen Bedingungen auch hier ausbreiten können. Die Assimilationsbemühungen christlicher Familien mit jüdischen Wurzeln waren bereits in Deutschland so weit gegangen, dass einzelne Familien sich entschieden, keine Kontakte mehr zu Juden zu haben und möglichst zu verhindern versuchten, dass ihre Kinder mit jüdischen Kindern spielten.[99]
Eine Parallele dazu ist bei Georg in den USA zu finden: Annemarie Keiner, Tochter eines sogenannten arischen Vaters und einer zur Jüdin erklärten Mutter aus der Familie Strassmann, hatte die Zeit der Verfolgung in Deutschland dadurch überlebt, dass sie zu den Verwandten des Vaters aufs Land gegangen war. Auf Wunsch der Mutter, die dort ebenfalls überlebt hatte, kehrte sie nicht nach Berlin zurück, sondern emigrierte in die USA und wohnte drei Jahre bei Georgs Familie. Sie heiratete einen Amerikaner, der aus einer jüdischen Familie stammte. Die Hochzeitszeremonie sollte auf Grund der Bedingung der Mutter des Bräutigams nach jüdischem Ritus stattfinden. Georg machte Annemarie deshalb eine »große Szene« und lehnte es ab, Annemarie – wie von ihr gewünscht – anstelle ihres

Vaters dem Bräutigam zu übergeben.[100] Georg fühlte sich ganz der deutschen Kultur zugehörig und hatte nichts Jüdisches, wie sein Sohn Friedrich/Fred dazu erklärend sagte. In den USA traf er sich regelmäßig mit anderen Auswanderern, um klassische deutsche Kammermusik zu spielen. Er war in Deutschland voll assimiliert gewesen.[101]

Im vorherigen Aufsatz ist nachzulesen, wie sehr Georg Reinhold gedrängt hatte, sich um seine Auswanderung zu bemühen und mit welchen Gründen Reinhold dies zeitlich hinausgeschoben hatte, bis es schließlich zu spät war.[102] Heute ist bekannt, dass Überlebende – wie Georg und Ilse – sehr häufig unter schweren Schuldgefühlen litten.[103]

So liegen verschiedene Identitätsbrüche in Georgs Leben in Deutschland und in den USA auf der Hand: Bin ich Deutscher oder Jude oder beides? Bin ich Amerikaner und hier Jude oder »nur« ausgewanderter Deutscher?

Einen schmerzlichen Identitätsbruch stellte für Georg der Verlust von Vaterland, Muttersprache und Kultur dar.

Besonders bitter war der jahrelange Verlust seines mit ganzer Seele ausgeführten Berufes, zumal ihm dieser bereits in die Wiege gelegt worden war. Zwar konnte Georg nach dem Berufsverbot in den USA wieder als Rechtsmediziner arbeiten, musste dazu aber Sprachprüfungen ablegen, Examina wiederholen und bezahlen und über Jahre von sehr geringen Gehältern leben.

Ob es bei Georg eine Verunsicherung in Bezug auf die religiöse Orientierung gab, erlauben die wenigen Aussagen hierzu nicht zu beurteilen.[104] Aber in Bezug auf seinen Bruder Reinhold gibt es eine sehr ausdrückliche Stelle in seinen englischen Aufzeichnungen. Er schreibt, dass Reinhold ein tief religiöser Mann war, der durch all seine Heimsuchungen und seine Krankheiten mit großem Gottvertrauen ging. Und dass er (Georg) gehört habe, dass Reinhold für viele Mithäftlinge im Konzentrationslager Theresienstadt eine große Hilfe gewesen sei, wohl wegen seiner religiösen Einstellung.[105]

Auf jeden Fall hatte Georg mit verschwiegenen Schuldgefühlen wegen der Ermordung seines Bruders zu kämpfen. Dafür sprechen Indizien in seinen Memoiren: Obwohl Reinhold sein Verbleiben in Berlin mit der Fürsorge für den Vater begründete und sich offensichtlich rührend um ihn kümmerte, habe ich dafür nur in einer der drei Aufzeichnungen von Georg eine sehr kleine Erwähnung gefunden. Nach Aussage seines Sohnes Fred hatte Georg ein enges Verhältnis zu seinem Bruder Reinhold. Dennoch wurde dieser in den USA kaum erwähnt, auch ein Portraitfoto von ihm fand sich wohl nicht in Georgs Räumen.

Nach dem Krieg, in Berlin, hatte Georg sich 1953 mit Konrad Fraenkel getroffen, mit dem Reinhold vom Mai 1943 bis zur Deportation im Februar 1944 zusammen gelebt hatte. Von dem Gespräch wurde Georg so krank, dass er Deutschland schnell verlassen musste. Aber davon berichtet er selbst nichts. Er schreibt 1971 zu Reinholds Schicksal: »Mein Bruder Reinhold ist von den Nazis nach Auschwitz wohl 1941 abtransportiert und dort in einem Extermination-Camp umgebracht mit Millionen anderer sogenannter Nichtarier. Wir selber wissen nichts Genaueres darüber: er konnte aber offenbar das von uns besorgte Einwanderungsvisum nach Cuba trotz seiner Verwundung im 1. Weltkrieg (...) nicht ausnutzen.« (S. 3)
Außer versteckten Schuldgefühlen, gibt es einen konkreten Grund, weshalb trotz der vielen liebevollen Briefe, die Reinhold in die USA schrieb, so wenig von Reinhold gesprochen wurde: Georg betrachtete das Schweigen als selbst auferlegte Pflicht gegenüber seinem Sohn Fred.
Es mag versöhnlich stimmen, dass Georg auch in den USA ein sehr erfolgreicher und anerkannter Rechtsmediziner wurde. Er hatte ein langes, erfülltes Leben und wurde gesund über 80 Jahre alt. Die Beziehung von Fred zu ihm und seiner Frau blieb von großer Liebe geprägt. Fred heiratete und Georg konnte die ersten Enkelkinder noch miterleben. Aber vor allem:

Georg kehrte wiederholt nach Deutschland zurück. Er hielt hier Fachvorträge, veröffentlichte Artikel und leistete damit einen Beitrag, sein Fach wieder aufzubauen: ein Brückenschlag von dem ausgegrenzten Deutschen zu dem Land, das einst seine Heimat war. 1966 wurde er von Bundespräsident Lübke mit der Verleihung des Bundesverdienstkreuzes 1. Klasse geehrt, »weil er über Jahrzehnte zum weltweiten Ansehen der deutschen Rechtsmedizin beigetragen habe«.[106]

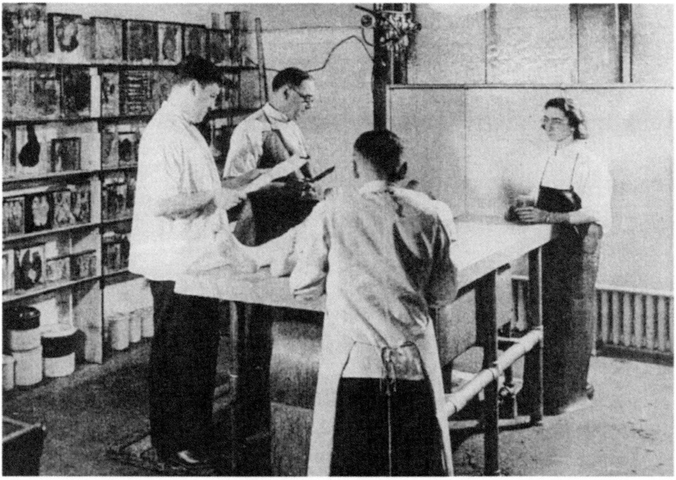

Georg im Vordergrund bei einer Autopsie in der Bellevue Klinik, New York 1939

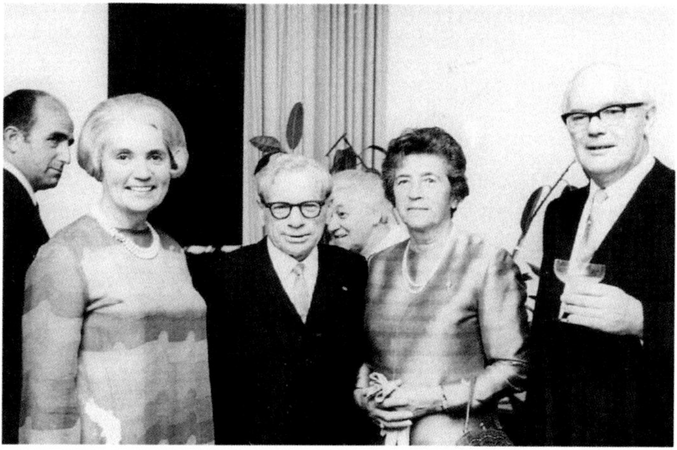

Georg und Ilse mit Prof. Krauland und Frau, 1969

Friedrich/Fred Strassmann

Bevor Georg Strassmann und seine Frau Ilse in die USA auswandern konnten, war ihre größte Befürchtung, dass ihnen ihr durch Adoption zu eigen gewordenes Kind weggenommen werden könnte. Beide hatten zunächst viele Jahre vergeblich auf ein leibliches Kind gehofft. Schließlich hatte ihnen ihr Verwandter, Paul Ferdinand Strassmann, der Gynäkologe mit großer Geburts- und Frauenklinik in Berlin, zur Adoption

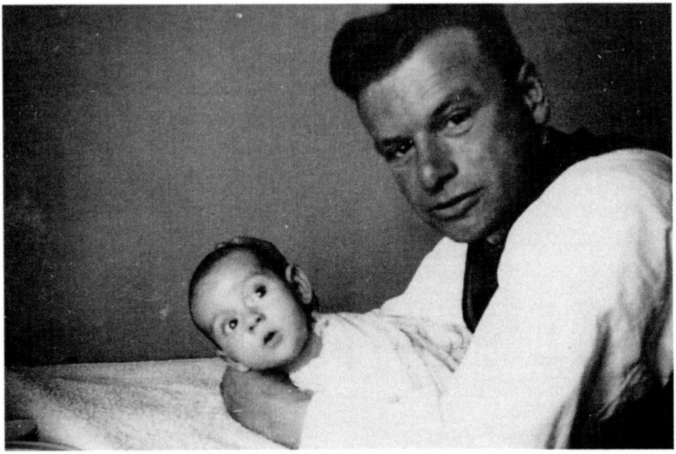

Georg mit Friedrich, 1929

eines Neugeborenen verholfen. Die junge Mutter hatte sich aus Standesgründen nicht in der Lage gesehen, vor ihrer Hochzeit ein uneheliches Kind zur Welt zu bringen und zu behalten. Paul Ferdinand konnte seinen Verwandten somit ein Kind »aus bestem Hause« vermitteln.

Durch die Machtübernahme der Nationalsozialisten war aus dieser 1929 erfolgten glücklichen Fügung für die Eltern Georg und Ilse eine angstbesetzte Adoption eines sogenannten arischen Kindes durch jüdische Eltern geworden. Da ihnen die Auswanderung erst

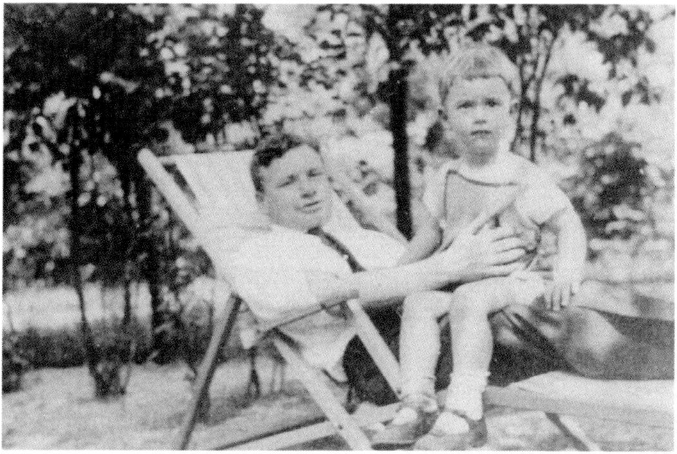

Georg mit Friedrich, 1932

1938 im Oktober gelang, hatte sie die Angst, ihr einziges Kind wieder zu verlieren, schon fast sechs Jahre lang belastet.

Um einen Wertmaßstab für die mehrfachen Identitätsbrüche, die das Kind in dieser Familie betreffen, zu entwickeln, ist es hilfreich, sich vorab den »normalen« Entwicklungsweg eines Kindes klar zu machen. Der führt bis zur Pubertät in der Regel zu einer ungebrochenen Identifizierung mit den Eltern und geht dann in eine Selbstfindungsphase über. Die ist mehr oder weniger durch Abgrenzung und Auseinandersetzung gekennzeichnet und mündet nach ihrer Überwindung (unter Umständen auch nach Umwegen) im guten Fall zum Verstehen der Eltern in deren Bemühen, den Kindern den Weg zu ebnen mit dem Ziel, Selbstbewusstsein zu entwickeln, um einen geeigneten Beruf zu finden und ein eigenes Familienleben gestalten zu können.

Doch allein aus der Adoption eines Kindes ergeben sich Brüche. Hinzu kommt die Auswanderung in einen anderen Kulturkreis und die Tatsache, dass auch die USA Ende der 1930er Jahre nicht frei von Antisemitismus waren.

In dieses Umfeld kamen die von der Angst um ihr Kind traumatisierten Eltern Georg und Ilse mit ihrem neunjährigen Sohn. Beide waren immer bemüht, ihr einziges Kind sehr zu beschützen. Dazu gehörte auch, wie es damals ohnehin noch üblich war und als richtig angesehen wurde, dem Kind die Tatsache seiner Adoption zu verschweigen. Das beruhte generell auf der Annahme, das Wissen um seine Adoption würde das Kind zu sehr verunsichern und könnte damit zu einer gestörten Eltern-Kind-Beziehung führen. Ilse war zudem der Meinung, dass ihr Sohn durch den Neuanfang im Ausland schon genug gefordert sei, so dass sie diesen Zeitpunkt bewusst verstreichen ließ. Georg und Ilse wollten auf jeden Fall vermeiden, dass ihr Sohn aufgrund seiner Eltern in den USA mit irgendeiner Art von

Antisemitismus konfrontiert werden könnte, falls deren Abstammung bekannt werden sollte. Auch darin mag die Abwehr jeder jüdischen Tradition bei Georg begründet sein, wie sie schon an der Hochzeit von Annemarie Keiner deutlich geworden ist.
Andererseits aber war besonders Georg von den Leistungen seines Vaters als Rechtsmediziner tief beeindruckt und vermittelte seinem Jungen diesen Stolz auf die Familie Strassmann. Georg hatte seine Eltern als besonders liebevoll erlebt, und so war er auch mit seinem Sohn sehr liebevoll umgegangen. Das führte zu einer überaus komplizierten Gemengelage.
Alles, was auf die jüdischen Wurzeln der Familie hätte hinweisen können, wurde vor dem Heranwachsenden soweit möglich verschwiegen und verborgen. Als Fred erfuhr, dass es Verwandte in Israel gab und er daraufhin die Mutter fragte, wie das denn möglich sei, wusste sie nicht, wie sie das erklären sollte. Fred dachte zunächst, dass vielleicht nur der Vater einen jüdischen Hintergrund habe, aber nicht die Mutter.
Alle schrecklichen Nachrichten, die aus Deutschland kamen, auch die Briefe von Reinhold, wurden bis auf Grüße nicht mitgeteilt. Reinholds Tod wurde, da er erst nach dem Krieg zweifelsfrei feststand, zwar erwähnt, aber ohne auf seine Verfolgung einzugehen.
Wir haben bereits ausgeführt, wie sehr Georg Reinhold gedrängt hatte, sich um seine Auswanderung zu bemü-

hen und mit welcher Argumentation Reinhold das verschob.[107] Heute ist bekannt, dass Überlebende sehr häufig unter schweren Schuldgefühlen litten.[108] Auch wenn über solche psychischen Belastungen nicht gesprochen wird, bedeuten sie doch innerhalb des Komplexes des Schweigens einen zusätzlich gespürten Druck, der das Leben der Eltern erschwert, aber auch das des Heranwachsenden. In der Pubertät aber will der Jugendliche wissen: Wer bin ich? Woher habe ich diese Eigenschaft, das Interesse, diese Fähigkeit, jenes Talent? Wofür eigne ich mich, was will ich mal werden, wie komme ich mit mir klar und wie mit anderen?

Fred sagte dazu: »Seit ich ein Teenager war, fragte ich mich, warum ähneln wir uns so gar nicht und warum haben wir nicht die gleichen Interessen?«

Heute wissen wir aus den Problemen der zweiten Generation der Überlebenden in Israel[109], aber auch aus der zweiten und dritten Generation von Täterkindern[110], dass das Schweigen der Eltern über sogenannte Familiengeheimnisse sich auf Heranwachsende oftmals negativ auswirkt. Es kann zu Spannungen mit den Eltern führen, zu mangelnder oder sehr verspäteter Ablösung von den Eltern bis hin zur vollkommenen Ablehnung, zur gegenseitigen Sprachlosigkeit, zum Fehlen einer gegenseitigen warmherzigen Beziehung. Es ist jedoch auch möglich, dass es starke Verunsicherung bei dem Jugendlichen auslöst, nicht zu wissen,

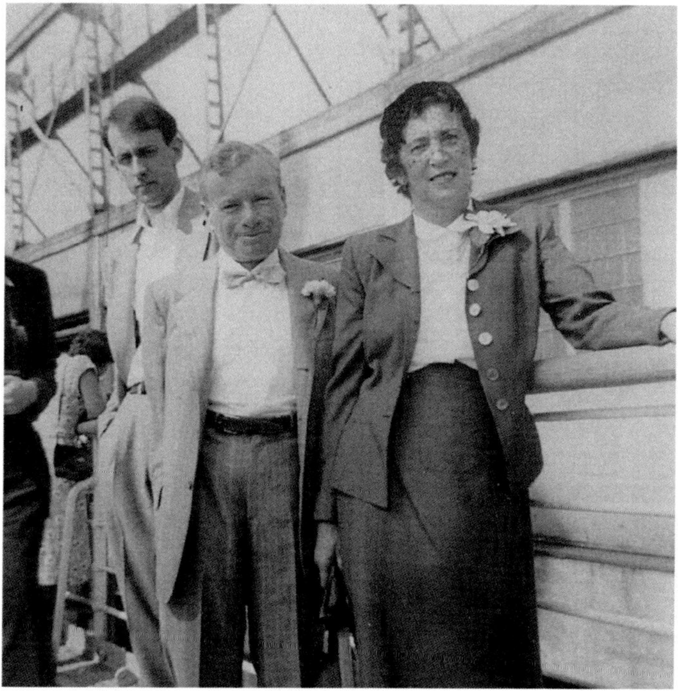

Georg, Ilse und Fred, 1953

wie er sich orientieren, wie er seinen Platz in der Gesellschaft finden soll. Gerade wenn das Kind spürt und schon immer erfahren hat, dass seine Eltern alles für es tun wollen, und wenn es ihre Liebe erwidert, will es ihnen keinen Kummer bereiten, ihnen nicht wehtun und wagt schon gar nicht, nach solchen Geheimnissen zu fragen. Es möchte die Eltern nicht verletzen, sie nicht herausfordern. Aber es gerät dadurch in eine prekäre Lage, denn das erspürte Schweigen hat für den jungen Menschen etwas Verwirrendes, wenn nicht sogar Bedrohliches.

Ein Adoptivkind zumal spürt – auch wenn es nichts von seiner Adoption weiß –, dass es anders ist als die Eltern. Es findet sich nicht in ihnen wieder. Ein »ausgewandertes« Adoptivkind, in der Regel ohne weitere Familienangehörige vor Ort, ist mit seinen Ahnungen und seinen Fragen noch viel alleingelassener.[111]

Warum stehen diese Überlegungen am Ende unseres Bändchens zu den Strassmanns? Sie sollen deutlich machen, wie selbst in den USA und in einer Familie, der durch ihr Können und ihren großen Fleiß – alle Examina wurden neu abgelegt – eine geglückte Emigration und bald auch Assimilation gelungen ist, die Perfidität der nationalsozialistischen Rassenideologie weiterwirkte. Dieses »Gift« erschwerte selbst denen in der neuen Heimat das Leben, die dort gut Fuß fassen konnten – sowohl den Eltern als auch der nachwachsenden Generation.

Erst lange nachdem der Vater, Georg, gestorben war, löste sich die Mutter, Ilse, von seinem Verdikt, dass ihr Sohn nichts über seine Adoption erfahren sollte. Sie

schrieb schließlich einen langen Brief, in dem sie sich einerseits für das lange Schweigen rechtfertigte: »the agony we suffered«. Gemeint ist die Pein, die Seelenangst, die die Eltern durchlitten, weil die Nazis ihnen das Kind hätten wegnehmen können.
Zum anderen erklärt sie, warum es ihr wichtig ist, dass ihr Sohn doch noch erfährt, dass er eine andere Abstammung hat als die Eltern, bei denen er aufwuchs: »When you were 4 years old, the Hitlerregime came to power. You may have guessed or you may have puzzled about our background. Opa [Georg, L-Qu] and I are both in Hitlers terminology socalled ›Nonarians‹, while you are of course completely ›Arian‹. (…) There may come a time of antisemitism, the same as we experienced in Germany, which could bring great hardship to you and your family, if you could not proof that your ancestors were not of any yewish descent.«[112]
Der Brief lag einige Jahre unter Verschluss, bis die Mutter ihn schließlich ihrem Sohn 1981 zusammen mit einer kürzeren maschinenschriftlichen Version überreichte. Dieser wusste sofort, wovon der Brief handelte, las ihn, ging zur Mutter, umarmte sie liebevoll und sagte ihr, dass für ihn alles beim Alten bleibe. Er thematisierte Herkunft und Adoption ihr zuliebe nie wieder und forschte selbst auch nicht nach.
Erst 14 Jahre später ging einer seiner Söhne nach Deutschland, um hier Baseball zu spielen und dafür

möglicherweise zusätzlich die deutsche Staatsangehörigkeit anzunehmen. Er forschte aufgrund der Hinweise, die seine Großmutter Ilse in der Langfassung des Briefes gegeben hatte, nach der Herkunftsfamilie seines Vaters Fred und fand heraus, dass sein Vater vier leibliche Geschwister hatte, die über all die Jahrzehnte ebenso ahnungslos über die Existenz eines älteren Bruders gewesen waren, wie dieser über seine eigene Herkunft. Die leiblichen Eltern waren inzwischen ebenso verstorben wie die Eltern Strassmann.

Nach dem ersten Erstaunen und der Überwindung der Scheu auf Seiten des »Adoptivsohnes« war die Freude auf allen Seiten groß. Inzwischen ist dieser Adoptivsohn, der als Friedrich in die Familie gekommen war und als Fred mit ihnen in den USA aufwuchs, in zwei Familien zuhause: einerseits in den Familien seiner vier leiblichen Geschwister in Deutschland und andererseits in den Familien seiner eigenen vier Kinder in den USA.

Und er hat herausgefunden, warum er in Vielem so anders ist und fühlte als seine Eltern Georg und Ilse Strassmann. Er entdeckt mit immer neuem Staunen große Ähnlichkeiten zwischen sich und seinen Geschwistern, die manches frühere Rätsel lösen. Diese Entdeckungen haben ihm nun eine neue Gewissheit und Zufriedenheit geschenkt – und vielleicht sogar auch noch mehr Verständnis für die Entwicklung der eigenen Kinder. So gibt es in dieser einen Geschichte ein versöhnliches Ende nach den vielen schwierigen Erlebnissen der Kindheit und den Verwirrungen der Jugend auf der Suche nach der eigenen Identität und nach dem lebenslangen Schweigen des Vaters zur eigenen, aber auch zur Herkunft seines Sohnes.

Danksagung

Mein besonderer Dank gebührt dem Neffen von Reinhold Strassmann, Fred Strassmann, für die zahlreichen vertrauensvollen Gespräche, Fotos, Dokumente und Briefe, die eine wesentliche Grundlage des vorliegenden Buches bilden.
Ich danke W. Paul Strassmann für die Überlassung von unveröffentlichten englischen Manuskripten. Seine so spannend geschilderte Familiengeschichte, die stets mit den großen sozialgeschichtlichen Vorgängen verknüpft dargestellt wird, war mir Vorbild. Er setzte Reinhold mit seinem Kapitel «Endstation Auschwitz» das erste Denkmal. Vielleicht wäre ansonsten auch die Kirchengemeinde Schlachtensee in Berlin nicht auf Reinhold Strassmann gestoßen.
Über Recherchen in England fand ich Verwandte von Richard Lewy- Lingen, Susanne Todd und deren Schwester Renate Friedländer. Beide stellten mir großzügig Urkunden, Dokumente und Fotos zur Verfügung, so dass neben Reinhold auch für sie am 23. Oktober 2011 je ein Stolperstein verlegt werden konnte.
Annemarie Springer geb. Keiner und ihrem Mann George habe ich zu danken für Gespräche und Briefkopien, obwohl es ihr gesundheitlich schon sehr schlecht ging. Sie ist inzwischen verstorben.

Allen Archivmitarbeitern und -mitarbeiterinnen in Berlin, Marburg, Potsdam und Birmingham an dieser Stelle besten Dank für alle Hilfe.

Claus Quassowski vielen Dank für die Bearbeitung der drei Stammbäume für dieses Buch.
Die Originalbriefe von Reinhold hat Fred Strassmann dem Centrum Judaicum in Berlin geschenkt. Sie stehen dort für Forschungen zur Verfügung.

Jutta Lange-Quassowski

Anmerkungen

1 Fritz Strassmann, An meine Söhne Georg und Reinhold, 1933, S. 4f.
2 a.a.O., S. 10f.
3 Festschrift für Fritz Strassmann zu seinem 60. Geburtstage. In: Vierteljahrsschrift für gerichtliche Medizin und öffentliches Sanitätswesen, 3. Folge, 56. Bd., Berlin 1918.
4 Paul Fraenckel, in: Festschrift für Fritz Strassmann zum 70. Geburtstag, Berlin 1928.
5 Georg Strassmann, Nachruf für Fritz Strassmann. In: Die Medizinische, August 1958, Nr. 35, S. 3–7.
6 Georg Strassmann, Zum 100. Geburtstag von Fritz Strassmann. In: Deutsche Medizinische Wochenschrift, Stuttgart 1958, Nr. 34, S. 1f.
7 Aus dem Englischen übersetzt von Jutta Lange-Quassowski.
8 Reinhard Rürup, Vortrag 2007, »Deutsch-jüdische Geschichte vor 1933 – eine Erfolgsgeschichte?«.
9 Deutsche Aufzeichnungen von Georg für seinen Sohn Fred, 1964, 16 S., S. 8.
10 Fritz Strassmann, An meine Söhne Georg und Reinhold, verfasst Ende 1933.
11 Georg Strassmann, Erinnerungen aus meinem Leben, nach den Angaben von seinem Sohn Fred. Verfasst zwischen 1971 und 1972, S. 23.
12 Auch wenn die nächsten Gedichte nicht datiert sind, gehe ich, anders als W. Paul Strassmann in seinem Buch »Die Strassmanns. Schicksale einer deutsch-jüdischen Familie

über zwei Jahrhunderte«, Frankfurt 2006, aufgrund des starken Liebesschmerzes davon aus, dass sie aus dem gleichen Jahr stammen, wie die ersten Gedichte. Hier Gedicht Nr. IX. Reinhold schickte sie seinem Bruder zu Weihnachten, S. 296.

13 Golo Mann, Deutsche Geschichte des 19. und 20. Jahrhunderts, Frankfurt a.M. 1958, S. 621. Georg schreibt 1971 über den Sommer 1918: »Erstmals kam uns zu Bewusstsein, dass wir den Krieg verloren hatten.«

14 So Georg 1971, S. 4 und 11, ähnliche Angaben in Reinholds Lebenslauf, [Anm. 21]; Er war mit dem EK II und dem schwarzen Verwundetenabzeichen geehrt worden, nicht jedoch mit dem EK I, das er bei einer weiteren schweren Verletzung vermutlich erhalten hätte. Abweichend dazu vgl. W. P. Strassmann, 2006, S. 295.

15 Auskunft vom Standesamt Berlin Mitte.

16 Die erste Strophe des Gedichtes unterstreicht die Stimmung von Reinhold in den frühen 1920er Jahren:
Feiger Gedanken Bängliches Schwanken,
Weibisches Zagen, Ängstliches Klagen
Wendet kein Elend, Macht Dich nicht frei.

17 Vgl. W. Paul Strassmann, S. 271. So heißt es über Reinholds Vater Fritz in dem vorn abgedruckten Aufsatz von Prof. Paul Fraenckel: »Sein mündlicher Vortrag fesselt durch die Beleuchtung historischer und innerer Zusammenhänge, durch die philosophische Verallgemeinerungen stets auch den Fachgenossen; Den oft spröden Stoff (der rechtsmedizinischen Vorträge) belebt sein feiner Humor und die Verwertung von schlagenden Zitaten, die ihm ein fast nie versagendes Gedächtnis aus klassischem Bildungsbesitz

ermöglicht.«

18 im Unterschied zu der Einschätzung von W. Paul Strassmann, S. 295ff.

19 rückübersetzt aus der englischen Übersetzung eines nicht veröffentlichten Manuskripts von W. Paul Strassmann.

20 Titel: Über die in einem p-adischen Körper enthaltenen Einheitswurzeln.

21 Bank Baruch Strauss. Vgl. getippter Lebenslauf aus Universitätsexemplar der Dissertation, wohl vom Oktober 1923. Am 13.11.1923 war die Promotion mit der Abgabe der Pflichtexemplare und der Ausstellung der Urkunde vollendet. Universitätsarchiv Marburg 307d, Nr. 286.

22 Information aus der Doktorakte. Das Buch ist leider nicht mehr auffindbar. 1928 schrieb er dazu noch wissenschaftliche Artikel. 1984 wurde in dem Buch: »Grundlehren der mathematischen Wissenschaft, Non-Archimedian Analysis, A Systematic Approach to Rigid Analytical Geometry« (Springer Verlag), auf Reinhold als Schüler von Prof. K. Hensel, der die p-adic numbers 1905 entdeckt hat, hingewiesen. Zum Theorem vgl. die englische Version von Wikipedia und u. a. Weinstein, Eric W., Strassmann's Theorem from Mathworld.

23 nach 1927, wie Georg in einem ca. 1958 englisch abgefassten Bericht: »My memoires for Fred and Joan«, 7,5 Seiten, S. 3 schreibt. Er meint, dass die TB evtl. schon im Ersten Weltkrieg vorhanden war, als er 1918 in Belgien ins Lazarett kam.

24 zuerst nach Schwerin. Dies alles ergibt sich aus der Marburger Meldekarte.

25 So urteilte Georg über die Trennung ungefähr 1958, S. 3. In

seinem dt. Bericht von 1964 urteilte er: »Schuld (an dem Scheitern, L-Qu) hatten wohl beide, er war zwar ein sehr gutherziger, aber doch eigenartiger Mensch.« 1971 jedoch schreibt Georg interessanterweise über seine Mutter Rose: »Priska stand ihr doch wesensfremd gegenüber.« S. 34. In dem Buch »Suchbild – Über meinen Vater« S. 111f. schreibt Christoph Meckel, dessen Vater mit einer Kopfverletzung aus dem Zweiten Weltkrieg gekommen war: »Es ging ihm nicht gut, und das war einzusehen. Aber sein schlechtes Befinden – nur immer das seine – verdunkelte jeden Tag … Er hielt sich aufrecht zwischen Kopfschmerz, Erschöpfung und permanenter Gereiztheit.« Ich will diese Äußerung nicht auf Reinhold übertragen, sie soll nur auf die argen gesundheitlichen Folgen eines Veteranen mit Kopfverletzungen hinweisen. Ob Georg sich so ganz in all die Erschwernisse und infolge dessen vermutlich auch Traurigkeit des Lebens seines Bruders Reinhold hinein versetzen konnte?

26 z. B. bei Victor Klemperer nachzulesen, der selbst mit einer sog. Arierin verheiratet war.

27 R. Rürup, ebd.

28 Georg, Werner und Reinhold.

29 1897 war Vater Gustav Borchardt, ein vermögender Seidenhändler, gestorben. Was die Herkunftsfamilie von Reinhold und Georg Strassmann anbelangt, so schrieb Georg 1964 über seine Eltern Fritz und Rose:

»Vater und seine Familie waren ganz unkirchlich, im Gegensatz zu Mutter, die mit uns jeden Heiligabend zum Kirchhof in Friedrichsfelde hinausfuhr, wo wir am Grab meines Bruders Werner ein kleines Tannenbäumchen anzündeten«.

Reinhold hatte im Alter von fünf oder sechs Jahren den Tod seines zwei Jahre älteren Bruders miterlebt.

30 Eine Tabelle über christlich evangelisch getaufte Menschen mit »jüdischer Herkunft« für Berlin Zehlendorf (Christen jüdischer Herkunft in Berlin-Zehlendorf, von Ute Hagmayer) für die Jahre 1911 bis 1945, weist bis 1919 elf Übertritte auf, 43 in den nächsten 13 Jahren, dann 1933 gleich 45 und in den nächsten elf Jahren immerhin noch einmal 47 Konvertierungen.

31 Der Name Priska ist der einer Heiligen bzw. einer Märtyrerin. Die einzige Veröffentlichung des Archivrates Prof. Dr. Peter Albert sind 40 Seiten über die Marienkapelle der Schneeburg von Ebringen von 1909, evtl. seine Doktorarbeit. Inzwischen weiß ich, dass die Familie »altkatholisch« war (Georg, 1971, S. 3).

32 Die Professur hatte Georg seit 1928 in Breslau, nachdem er schon 1925 als Gerichtsarzt für Breslau-Land ernannt worden war.

33 Da persönliche Dateien bei der Allianz-Versicherung nicht zur Verfügung stehen, kann ich dazu nur aus einer Untersuchung zitieren, die die Allianz bei einem unabhängigen amerikanischen Historiker in Auftrag gegeben hat: Gerald D. Feldman, Die Allianz und die deutsche Versicherungswirtschaft 1933 – 1945, München 2001: »Was an Unterlagen erhalten geblieben ist, deutet darauf hin, dass der Konzern an jüdischen Angestellten solange wie nur möglich festhielt.«, S. 165 und: »Offenbar bedurfte es zunächst einigen Drucks und der Androhung negativer Publizität, um die Allianz

zur Entlassung jüdischer Mitarbeiter zu veranlassen.«, S. 167.
Da Reinhold bis 1926/27 in Marburg war und bis 1936 keine 15 Jahre bei der Versicherung gewesen ist, hat er offenbar keinerlei Pensionsberechtigung erlangt; Brief von Georg an Reinhold vom 1.3.1940. Vermutlich hat er nicht mal, da er auch nicht auf 14 Jahre Beschäftigung gekommen ist, eine kleine Abfindung erhalten.

34 Wohnsitz ab 15.6.1927.

35 In Marburg steht Reinhold 1926/27 zuletzt im Adressbuch; zuerst ab 18.2.1919, abgesehen von der Studienzeit vor dem 1. Weltkrieg (da ab 30.4.1912 bis 31.3.1914). Unter seiner wissenschaftlichen Veröffentlichung von 1928 steht: Berlin. In den Adressbüchern Berlins ist er durchgängig mit den Eltern verzeichnet. Da die Aufzeichnungen von Georg von jahrelangen Aufenthalten in Sanatorien ab 1927 sprechen, erscheint das Zusammenziehen mit den Eltern nach der Trennung von Priska konsequent. Erst nach dem Tod des Vaters, als er selbst Haushaltungsvorstand war, wird nur noch Reinhold in der Ahrenshooper Zeile genannt. Priska wird in Berlin nie erwähnt. Eine eigenständige Adresse hatte auch Reinhold in Berlin nicht, evtl. wohnte er 1926 kurzzeitig zur Untermiete. Die Annahme über Reinholds Zuzug ergibt sich auch aus einem Brief Reinholds vom Karfreitag 1939 an seinen Bruder Georg in die USA, in dem er schreibt: »Unser Vater im Himmel hat mich damals unter besonderen Umständen zu Vater zurückgeführt und mir damit den Weg gewiesen, den ich gehen muss … [dass] ich, durch die Folgen der Kriegsverwundung in den letzten Jahren gesundheitlich sehr mitgenommen, hier bei Vater

ausharren soll, solange er noch hier unten weilt und solange mir das vergönnt wird.«

36 Georg Strassmann, dt. Bericht 1964, S. 13, Bericht von Fritz vom 13.12.1933, S. 40 (hier Ostern).

37 Georg Strassmann, dt. Bericht 1964, S. 8; Georgs Familie wanderte am 27. Oktober 1938 aus.

38 17.000 vorwiegend männliche Juden wurden – mittellos – aus dem gesamten Reichsgebiet in zwei Tagen verschleppt. Trotz massivem Widerstand des polnischen Staates gelang es den Nazis ca. 12.000 davon gewaltsam über die Grenze nach Polen zu treiben, meist mit Waffengewalt. Herbert, Ulrich, Best, Biographische Studien über Radikalismus, Weltanschauung und Vernunft, Bonn 1996, S. 216. Es ist davon auszugehen, dass auch Reinhold davon erfahren hatte. Denn selbst in Düsseldorfer Briefen ist nachzulesen: »Von der tragischen Polensache hörten wir auch hier«. Siehe: Durch unsere Herzen ziehen die Jahrtausende, Briefe von Anna und Salomon Samuel, hrsg. von Angela Genger, Düsseldorf 1988.

39 vgl. dazu Christoph Moß (Hrsg.), bes.: »Wir leben doch in Gedanken nur mit Euch…«, S. 16.

40 Herbert, Ulrich, a.a.O. S. 222; Best selbst wies auf die enorme Steigerung der Verhaftetenzahl um ca. 36.000 hin. Herbert schreibt: »Ihre Behandlung übertraf in Bezug auf Grausamkeit und Brutalität alles selbst in den Lagern bis dahin gekannte – allein in Dachau gab es in wenigen Wochen 185 Tote unter den seit November eingelieferten Juden.«

41 Gesetz »über Mietverhältnisse mit Juden« als »Vorbereitung der Konzentration jüdischer Familien in ›Juden-

häusern«. Das Gesetz wurde schon am 24. Januar 1939 erlassen (Best, S. 223). Ohne den Antrag von Reinhold wäre vielleicht irgendeine fremde Familie in das Haus seines Vaters eingewiesen worden.

42 im Brief vom 1.2.1939, Jeremia 45, 3.: »Wehe mir! Der Herr häuft noch Kummer auf meinen Schmerz. Müde bin ich vor Seufzen, doch Ruhe finde ich nicht«. 4. So sollst Du zu ihm sagen: So spricht der Herr: »Siehe, was ich gebaut, ich reisse es nieder, und was ich gepflanzt, ich reisse es aus! 5. Und Du begehrst Grosses für Dich? Begehre es nicht! Denn siehe, ich bringe Unheil über alles Fleisch, spricht der Herr; aber dir gebe ich dein Leben zur Beute allerorten, wohin du gehst.«

43 Reinhold konnte nur noch in den Briefen in die USA bitten, dass seine Grüße in England an Herbert und Hildegard ausgerichtet werden mögen und sich dort nach dem weiteren Schicksal erkundigen, woran er regen Anteil nahm.

44 geb. Fraenkel, die wiederum eine geb. Strassmann war. Richard war ein Sohn von Berthold Lewy. Berthold war ein Bruder von Flora Lewy, die mit Samuel Strassmann verheiratet war. Georg, 1971, S. 12.

45 nach Aussage der Tochter Marianne, Sugarman, Martin, Jews at the battle of Arnhem, in Jewish virtual library, S. 8. Die Geburtsurkunde des Sohnes Gerhart Walter gibt für den Vater »mosaischen Glauben« an, für die Mutter evangelisch. Gleichzeitig hat sie einen Vermerk, dass die Familie ab sofort zusätzlich den Nachnamen Lingen führen wird. Nach Auskunft der Verwandten des Vaters Richard, Susanne Todd, geb. Friedländer, die mit den Kindern Lewy-Lingen im Jan. 1939 nach England emigrierten,

geschah dies in der Hoffnung, dieser Schritt »würde der Familie Schutz gegen Antisemitismus geben – na ja....«. Die Geburtsurkunde der Tochter Klara Marianne Margarete Hedwig enthält für beide Eltern keine Aussage mehr unter der Rubrik Religion. Da in den Unterlagen des Centrum Judaicum nur Marianne als evangelisch eingetragen ist, ist Richard Lewy-Lingen möglicherweise nicht konvertiert.

46 Auskunft von Renate Friedländer, als Künstlerin in Köln lebend, Schwester von Susanne Todd.

47 der 1. Britischen Luftlandedivision in der berühmt gewordenen Operation Market Garden.

48 vgl. Sugarman und In Memoriam – September 20th 1944 Private Walter Landon, Airborne Assault Paradata.

49 So geht es aus diversen Veröffentlichungen des Clubs hervor, die ich vom Archivar zugesandt bekam aufgrund der Todesanzeige in der Birmingham Mail, sowie aus Zusendungen ihrer Verwandten.

50 Ab 1937 ist er im Berliner Adressbuch als i. R. verzeichnet, 1938 als a. D.

Von der Entlassung an musste Richard um die wirtschaftliche Existenz seiner Familie kämpfen. Reinhold schreibt, dass er sich oft in sein Zimmer zurückzog, um zu arbeiten. Richard versuchte sein Leben als Rechtsanwalt zu finanzieren, war aber sicherlich beschränkt auf die Vertretung von Menschen, die wie er als Juden galten.

51 vgl. W. Paul Strassmann, S. 90 und 181. Am 15.3.1936 schrieb sein Großvater: »27 aus meiner Familie ... zogen ins Feld ... Ein Drittel kamen nicht zurück. Nicht irre werden! Das waren Glückliche...« Die Nazis aber verunglimpften den

Einsatz, es sei ja nur ein Einsatz hinter den Frontlinien gewesen.

52 Darüber hinaus hatte es laut Verordnung vom 13. Juli 1934 noch ein »Ehrenkreuz für Frontkämpfer«, gegeben, das »Im Namen des Führers und Reichskanzlers« verliehen wurde. Das erwähne ich hier deshalb, weil es heute noch immer Vielen unverständlich ist, dass sich so viele Juden an die Hoffnung klammerten, Ihnen persönlich würde nichts passieren, da sie ja so vaterlandstreu und voller Einsatz im Ersten Weltkrieg an der Front gestanden, und so wie Reinhold dafür mit vielen Kriegsverletzungen und anschließenden Leiden bezahlt hatten.

53 aus der Trauerrede, Matthäus 5, 7 von Pastor Schade am 4.2.1940. Fritz wurde in Stahnsdorf auf dem Heilig-Geistfeld beerdigt (aus den Unterlagen von Fred). Schloßpfarrer i. R. Schade war ab Dez. 1938 zusätzlich zu seinen fünf Kirchenkreisen in Zehlendorf tätig, vgl. Pfarralmanach für die Kirchenprovinz Mark Brandenburg. Die Seite wurde mir von einem Gemeindemitglied aus Schlachtensee zur Verfügung gestellt.

54 Moß, a.a.O., S. 3.

55 Hagmayer, Ute, a.a.O., vgl. Anm. 30.

56 Spätestens bis April 1942. In den Briefen gibt Reinhold detailliert Auskunft, welche Blumen er pflanzt, welche Büsche oder Bäume durch strengen Frost erfroren sind, wodurch er sie ersetzt, wie schön die Gräber jeweils jetzt aussehen und wer ihn ab und zu begleitet, häufig Frau Esch, obwohl sie nach dem Tod des Vaters nicht mehr bei Reinhold beschäftigt war. Jeder Brief von R. beginnt mit »geliebter Bruder« und endet zumindest mit »viele, viele

innige Grüße«, »Ich denke Eurer jeden Abend in inniger Liebe« oder »mit vielen treuen und herzlichen Grüßen«. Auch ging er mit jedem Brief zu mehreren Verwandten, um diesen die Briefe vorzulesen und die Freude über das Fortkommen des Bruders in den USA mit ihnen zu teilen, z.B. bestandene Sprachprüfungen etc., später das medizinische Examen, das erneut abzulegen war. So trug er auch stark zum Familienzusammenhalt bei. Und er ging liebevoll und jeweils mit großer Einfühlsamkeit und Freude auf jede Nachricht und jeden Fortschritt ein, den die Familie des Bruders in den USA machte.

57 Brief vom 1.3.1940.

58 Brief vom 30.4.1941.

59 Brief vom 30.1.1940.

60 Vom Erlernen eines neuen Berufes als Fotograf rieten ihm alle wegen seiner schlechten Augen ab.

61 Brief vom 23.4.1940. Auch der Karfreitagsbrief von 1939 enthält, als es um die Rückkehr Reinholds zu seinem Vater ging (ca. 1926/27), eine Rechtfertigung von Reinhold gegenüber dem Drängen von Georg, dass er sich zumindest auf die Warteliste setzen lassen sollte. Auch verschiedene Verwandte in Reinholds Umfeld haben von Georg und anderen Verwandten aus der Strassmann-Familie in den USA Affidavits erhalten, um einen Ausreiseantrag stellen zu können.

62 Adventsbrief 1940. Gemeint ist damit wohl, dass er die Beschwerden nun schon seit über 20 Jahren hat und weiß, dass sich daran grundsätzlich nichts mehr ändern wird und dass er mit diesem Schicksal nicht mehr hadert.

63 Im Laufe des Jahres 1940 ging es hin und her. Auch wenn

mal ein Antrag abgelehnt wurde, bekam er dann wieder neue Unterstützung, so dass im Umkreis der Familie lange Hoffnung auf Ausreise gehegt wurde.

64 Annemarie Keiner, die Tochter von Elisabeth Keiner, eine weitere Cousine von Reinhold. Zu ihr mehr im Folgenden und im Kapitel über multiple Identitätsbrüche bei Georg.

65 Dt. Bericht von 1964, S. 10. Auf Rat seiner Pfarrstelle ging Reinhold auch zur Kirche nach Dahlem, die mit ein Zentrum der Bekennenden Kirche war.

66 Gottwald, Alfred und Schulte, Diana, »Juden ist die Benutzung von Speisewagen untersagt«, Die antijüdische Politik des Reichsverkehrsministeriums zwischen 1933 und 1945, Schriftenreihe des Centrum Judaicum, Bd. 6, Teetz 2007, S. 72.

67 Brief vom 22. 5.1940.

68 Brief vom 26.10.1940: Frey, 7 Predigten über die Offenbarung Johannis, Kap. 12-14.

69 Der häufige Bezug auf religiöse Themen ist hier Ausdruck großer Liebe und Fürsorge für diejenigen, die dem Glaubenden nahe stehen, ist. Der Glaubende ist der Meinung, dass die sog. Frohe Botschaft, die ihm so viel Kraft spendet, auch seinen Lieben helfen wird.

70 Feldman, Gerald D., Die Allianz und die deutsche Versicherungswirtschaft 1933-1945, München 2001, S. 181.

71 Ellerbrock, Wolfgang, Mönche, Fischer und Bürger, 100 Jahre Landhauskolonie Schlachtensee, Berlin 1995, überarbeitete Fassung 2011, S. 63. NS-Besitz: Luftwaffe. In den Berliner Telefonbüchern lautete der verschleiernde Eintrag forthin: Eigentümer: Strassmannsche Erben.

72 Brief von Georg vom 1.3.1940. Leider ist das der einzige

Brief, der von Georg erhalten geblieben ist, und das nur, weil er davon eine Kopie machte, die Fred in den USA in seinen Unterlagen fand.

73 Ellerbrock, S. 63.

74 in einer Polizeiverordnung, s. Reinhard Rürup, Hrsg. NS Archiv, Berlin 1984, S. 117. In Kraft trat sie ab 23. Okt. Am 18.10.1941 verließ der letzte legale Transport Berlin nach Lissabon.
Danach gelang es 1941 nur noch 62 Personen aus Berlin auszureisen. Encyclopedia Judaica 2008, History, Berlin.

75 zu der Zeit nach Lódz in Polen. Schon drei Wochen später ab 8. November 1941 waren auch Minsk in Weißrussland und Riga in Lettland bereits Deportationsziele.
Vgl. in: »Juden ist die Benutzung von Speisewagen untersagt«, a.a.O., S. 81.

76 Fritz Stern, Fünf Deutschland und ein Leben, Erinnerungen, München 2007, S. 181f, schreibt dazu: »Solange die Vereinigten Staaten neutral waren, blieb der Briefverkehr unangetastet. Die Juden in Deutschland mussten Auslandsbriefe jedoch persönlich auf dem Postamt aufgeben ... Wir benutzen überwiegend die gewöhnliche Post und gaben auf dem Umschlag an, für welches Schiff der Brief bestimmt war; auf diese Weise brauchte ein Brief über den Atlantik sieben bis zehn Tage. Doch bald baten unsere Freunde inständig um Luftpost, die mein Vater wegen der höheren Kosten nur ungern benutzte; Briefe, die auf dem Seeweg aus Amerika abgingen, brauchten eine Ewigkeit oder kamen überhaupt nicht an – die britische Blockade! –, während Briefe aus Deutschland in die Vereinigten Staaten über Sibirien und Japan liefen. ... Nach Pearl Harbor bra-

chen alle Kontakte ... ab.«

77 Das Ehepaar Lewy kam dort in die Jenaerstr. 5 , Landesarchiv Berlin, Aktenbestand B Rep. 025.

78 Zit. nach www.ghetto-theresienstadt.info – Ein Nachschlagewerk, Jüdische Bevölkerung Berlins 1933 – 1945.

79 Er zog zunächst noch nach Friedrichshagen in die Friedrichstr. 39, vgl. Einwohnermeldekartei. Im Berliner Adressbuch ist dort nur ein Medizinalrat Dr. I. Stein verzeichnet; dann, spätestens ab Jan. 1943 taucht er im Bayer. Viertel auf, in der Freisingerstr. 17, dort sicherlich zwangsweise eingewiesen. Brandenburgisches Landeshauptarchiv, Rep. 36 A II, Nr. 37457. Ab 6. Mai 1943 wohnte er dann mit Dr. Konrad Fraenkel, der als Arzt auch schon seinen Vater betreut hat, am Bayerischen Platz 5. Die Berliner Adressbücher weisen diese Adresse schon in den früheren Jahren für K.F. aus. Am 14. Februar 1947 schrieb Konrad an Georg, dass er für Reinhold einen Grabstein in Stahnsdorf setzen lassen wolle: »ich tue es für Reinhold, mit dem ich zusammengelebt habe und um den ich von ganzem Herzen traure.« Aber die politischen Verhältnisse vereitelten wohl die Absicht. Georg ist ab 1953 mehrfach in Deutschland gewesen u. a. um wissenschaftliche Vorträge zu halten. Er hat in Berlin seinen Cousin Konrad besucht und mit ihm über dessen Zeit mit Reinhold gesprochen. Dies nahm ihn so sehr mit, dass er krank wurde und das Land schleunigst verließ. Erst danach ging es ihm wieder besser.

80 Brief der Cousine v. Georgs Frau, Camilla Faitini vom Januar 1945 (ich vermute eher von 1946).

81 Victor Klemperer, Ein Leben in Bildern, Berlin 1999, S. 134.

82 Postler, Frank, Die historische Entwicklung des Post- und

Fernmeldewesens in Deutschland vor dem Hintergrund spezifischer Interessenkonstellationen bis 1945, Frankfurt 1991, S. 205.

83 Das Sonderrecht für die Juden im NS-Staat, Eine Sammlung der gesetzlichen Maßnahmen und Richtlinien – Inhalt und Bedeutung, hrsg. von Joseph Walk, Heidelberg 1981, 415 S. Vgl. auch eine einseitige Aufzählung bei V. Klemperer, S. 137 oder www.schuzltreff.de: Zeittafel, Juden im Dritten Reich.

84 vgl. W. Paul Strassmann, a.a.O. S. 301; zur erneuten Setzung auf eine Liste, s. S. 302.

85 Unter HistorikerInnen ist umstritten, was tatsächlich im Frühjahr 1943 zur Freilassung der in sog. Mischehe Lebenden, als Juden angesehenen Ehepartner, geführt hat.

86 Es war der 109.Transport (zusammen mit 100 anderen Deportierten), Gedenkbuch, Opfer der Verfolgung der Juden unter der nationalsozialistischen Gewaltherrschaft in Deutschland 1933 – 1945. Er kam am 10. Februar 1944 an. Die Ausgabe von 1995 spricht von 56.000 Deportierten. 109. Transport: The »Captured German Records« Collection by Peter W. Lande, June 2001 listet 125 Transporte auf, (Jewish Gen), andere Quellen sprechen von 117 oder von 123 mit 15.122 Deportierten und 61Osttransporten mit mehr als 35.000 Deportierten, die direkt in die Vernichtungslager fuhren, so z.B. Encyclopaedia Judaica 2008: Berlin Jewish Virtual Library, History, Berlin 1939–1945; auch: Lexikon Charlottenburg-Wilmersdorf von A bis Z, Liste der Deportationszüge aus Berlin von 1941 bis 1945.
Der Beschluss, der Reinhold auf Antrag von Ernst Keiner

als Testamentsvollstrecker für tot erklärte, spricht vom »101. Abtransport«, der Reinhold verschleppte.

87 W. Paul Strassmann, S. 303, Susanne Fränkel, eine von etwa 1.700 Überlebenden aus Berlin, (www.ghetto-theresienstadt.info – Ein Nachschlagewerk).W. P. Strassmann. schreibt, dass Susanne F. die Frau eines anderen Arztes war, der in Beziehung zu Fritz gestanden hat. Sie könnte evtl. die Frau von Prof. Paul Fraenckel sein, der zusammen mit Fritz das Gutachten über die Leichen von Rosa Luxemburg und Karl Liebknecht gemacht hat. Das Ehepaar Fraenckel war nicht nur bei der Beerdigung von Reinholds Vater Fritz gewesen, sondern hatte auch ein Jahr später einen »sehr warmherzigen und tief empfundenen Brief« an Reinhold geschrieben, so Reinhold im Brief vom 7.2.1941. Prof. Paul Fraenckel nahm sich das Leben wenige Tage, nachdem er den Judenstern hätte tragen müssen, d.h. im Sept. 1941, nachzulesen bei Volkmar Schneider in diversen Veröffentlichungen.

88 Dr.Reinhold Strassmann – holocaust.cz; www.holocaust.cz/de/victims/Person .ITL663261.

89 Einzahlungskarten des Jewish Transmigration Bureau, zwischen 1940 und 1942. Case No. 15 471, Roll 12, No. 4 122. Ilse hatte auch für die Schwester der Mutter, Helene, eingezahlt. Beide Schwestern waren bereits Witwen. Die Schwester wurde 1942 in Riga ermordet. Diese Hinweise verdanke ich einer Stolpersteininitiative in Berlin Friedenau, hier Angelika Hermes und Sigrun Marks.

90 Gedenkbuch. Sie hat in Südende, in der Albrechtstr. 59a gewohnt.

91 Strassmann, W. Paul, The Strassmanns, Science, Politics,

And Migration in Turbulent Times 1793 – 1993, 2008, S. 194.

92 Strassmann, Georg, My first trip to the United States, 1937, 5 Seiten.

93 Strassmann, Georg, Trip to U.S.A. 1938 (immigration), 3 Seiten.

94 Strassmann, W. Paul, 2008, S. 195 f

95 Diesem Aufsatz liegen verschiedene unveröffentlichte Memoiren von Georg zugrunde, die Fred mir freundlicherweise zur Verfügung stellte. Sie wurden zu sehr unterschiedlichen Zeiten geschrieben: ca. 1958, 1964 und 1971, hier S. 37. Die Seitenzahlen im Text beziehen sich auf die zuletzt aufgezeichneten »Erinnerungen«.

96 Vgl. dazu detailliert, Strassmann, W. Paul, a.a.O. S. 19 – 29.

97 In den Aufzeichnungen von 1964 ist Georg etwas direkter. Da schrieb er, dass er »aus dem Gerichtsärztlichen Institut heraus [musste], da Karl Reuter Angst vor den Nazis hatte, ausserdem alle Sectionen mit seinem Schwiegersohn Otto Schmidt zusammen anstatt mit mir machen wollte, ausserdem froh war, einen Konkurrenten in Breslau vor den Gerichten loszuwerden. Tatsächlich wurde ich nach 33 wenig von den Gerichten zugezogen, machte allerdings noch die Sectionen in meinen Bezirken.«, S.12.

98 dt. Aufzeichnungen von Georg von 1964, S. 10.

99 Moß, Christoph, Hrsg., Briefe der Düsseldorfer Familie Glücksmann, Schicksal einer christlich-jüdischen Familie 1939–1945, Düsseldorf 2000, S. 10.

100 so Annemarie in einem Gespräch mit der Autorin am 10. Mai 2011.

101 Eine ähnliche, vielleicht nicht ganz so kompromisslose

Einstellung findet sich bei Wolfgang Paul Strassmann, dem Autor des Buches: Die Strassmanns, Schicksale einer deutsch-jüdischen Familie über zwei Jahrhunderte. Er hatte das Buch nennen wollen: Medizin, Politik und Verfolgung. Der Verlag wollte »jüdisch« im Titel haben. Dazu schrieb er: »für die Strassmanns nach 1900 kommt mir ›jüdisch‹ ziemlich ungenau und weit hergeholt vor.« (13.5.2005). Mit marketingstrategischen Überlegungen konnte er schließlich überzeugt werden, dass zumindest »deutsch-jüdisch« im Titel auftauchen sollte. Im Gegensatz zu »jüdisch« könne er sich darauf einlassen, schrieb er, »weil es eine vielseitige Mischung von Eigenschaften und Geschichte betrifft, keine klare Identität, wo man entweder dazu gehört oder nicht« (8.10.2005). Und er meint dazu weiter sogar, dass da doch »allerhand Eigenschaften, Geschmacksachen, Gefühle, Humor usw. noch da sind«.

102 vgl. den Brief vom 23. 4. 1940 und Anm. 61. In seinen Erinnerungen von 1972 schreibt er, dass es ihm noch gelungen war, ein Visum für Reinhold (und einen anderen Verwandten) für Kuba zu bekommen. Aber offenbar hat das Reinhold nicht mehr vor Verlassen seines Hauses erreicht bzw. das Emigrationsverbot war schon erlassen.

103 Annemarie Keiner meinte, dass das bei Georg auf jeden Fall eine Rolle spielte und sie sagte von sich, dass auch sie als Überlebende massiv unter solchen Gefühlen litt. Um auswandern zu können, hatte sie zusammen mit Überlebenden aus Vernichtungslagern im DP-Lager (Displaced-Persons-Camps) leben müssen und dort als junge nicht Deportierte das ganze Ausmaß des Holocaust erfahren.

104 Weiter oben ist seine Aussage, dass er zum Agnostiker

wurde, zitiert. Ergänzend dazu sei hier seine Einschränkung erwähnt: »In Zeiten der Gefahr im Krieg habe ich noch trotz aller Zweifel gebetet.« S. 10.

105 Strassmann, Georg, My Memoires for Fred and Joan, ca. 1958 geschrieben, 7,5 Seiten, S. 5.

106 W. Paul Strassmann, The Strassmanns, Science, Politics, and Migration in Turbulent times, 1793–1993, 2008, S. 220, (Übersetzg., L-Qu).

107 s. Anm. 102.

108 s. Anm. 103.

109 Siehe Forschungen von Dan Bar On.

110 vgl. z.B. Rosenthal, Gabriele (Hg.), der Holocaust im Leben von drei Generationen, Familien von Überlebenden der Shoah und von Nazi-Tätern, Gießen 1997.

111 Als Identitätsbrüche werden hier somit verstanden: die Adoption als Bruch mit der »leiblichen« Herkunft, die Auswanderung als Verlust der bis dahin vorhandenen »Verwandtschaft« (auch wenn es die der Adoptiveltern ist), der Verlust von Vaterland, Muttersprache und Kultur, das Verschweigen der Familienherkunft und damit der -Geschichte, die Unsicherheit in Bezug auf die religiöse Orientierung, verschwiegene Schuldgefühle.

112 »Als Du vier Jahre warst, kam das Hitlerregime an die Macht. Du magst eine Ahnung davon gehabt haben oder magst Dir unsere Herkunft zurecht gepuzzelt haben. Vater und ich sind nach Hitlers Terminologie beide ›Nichtarier‹, während Du selbstverständlich vollkommen ›arisch‹ bist.«, S. 2 des handgeschriebenen Briefes.

»Es mag noch mal eine antisemitische Zeit [in den USA, L-Qu] kommen, wie wir sie in Deutschland erlebt haben, eine Zeit, die Dich und Deine Familie [mit vier Kindern L-Qu] in große Bedrängnis bringen könnte, wenn Du nicht nachweisen kannst, dass Deine Vorfahren in keiner Weise jüdischer Herkunft sind.«, S. 3. Auch die Kurzfassung des Briefes greift genau diese Furcht auf: »By the way. There is not a drop of jewish descendence in you as it is with us. That may be important for you to know.« (»Übrigens, Du hast nicht einen einzigen Tropfen jüdischen Blutes in Dir, wie wir es haben. Es mag wichtig für Dich sein, das zu wissen.«)

Literatur

Ebert, A. D.: Jüdische Hochschullehrer an preußischen Universitäten (1870–1924), Frankfurt am Main, 2008.

Eisenmenger, W. und V. Schneider: Neugeschaffene Medaille der Deutschen Gesellschaft für Rechtsmedizin (Fritz-Strassmann-Medaille). In: Rechtsmedizin 14, 241 (2004).

Geserick, G., K. Vendura und I. Wirth: Zum 150. Geburtstag von Fritz Strassmann (1858–1940). In: Rechtsmedizin 18, 387 (2008).

Menzel, C.: Leben und Wirken von Fritz Strassmann, Med. Diss. Humboldt-Universität, Berlin, 1989.

Müller-Hess, V.: Fritz Strassmann zum hundertsten Geburtstag. In: Dtsch. Z. gerichtl. Med. 48, 177 (1959).

Schneider, Volkmar: Die Berliner Rechtsmedizin in Zeiten politischer Umbrüche. Vortrag: Gesellschaft für Natur- und Heilkunde in Berlin am 14. 10. 2010 (gnh – Berichte zu 2010).

Stern, Fritz: Fünf Deutschland und ein Leben: Erinnerungen, München, 2007.

Strassmann, W. Paul: Die Strassmanns. Schicksale einer deutsch-jüdischen Familie über zwei Jahrhunderte, Frankfurt/New York, 2006.

Strassmann, G.: Fritz Strassmann (1858–1940). In: Die Medizinische, Nr. 35, 1339–1340 (1958).

Strassmann, G.: Zum 100. Geburtstag von Fritz Strassmann, in: Dtsch. med. Wschr., 83, 1444–1445 (1958).

Strauch, H., I. Wirth und E. Klug: Über die Gerichtliche Medizin in Berlin, Selbstverlag, 1992.

Winau, R.: Die Familie Strassmann. In: Das neue Jahrtausend: Herausforderungen an die Rechtsmedizin. Festsymposium zum 60. Geburtstag von V. Schneider, Hrsg. M. A. Rothschild, Univ.-Druckerei, FU Berlin, 2000.

Die Strassmanns - von Rawicz im Pose

Schmuhl Mol

ca. 17

Heiman
1797-1881
∞ Judith Guhrauer
1795-1875

Wolfgang
1821-1885
∞
Louise Cohen
1835-1889
(zwei Kinder)

Bertha
1824-1906
∞
Louis Meyer
?? - ??
(vier Kinder)

Samuel
1826-1879
∞
Flora Lewy
1840-1910
(fünf Kinder)

dabei die Linie
Rechts- und
Gerichtsmedizin

Land nach Berlin

· Strassmann
. 1825

Chune
?? - ??
∞ ??
(drei Söhne)

Bernhard	Heinrich	Ferdinand
1831-1897	1834-1905	1838-1931
∞	∞	∞
gnes Sobernheim	Louise Lewy	Margarethe Rosenthal
?? - ??	1844-1915	1846-1919
(zwei Kinder)	(vier Kinder)	(keine Kinder)
	dabei die Linie der Frauenärzte und Geburtshelfer	

Die Strassmanns - Samuels Linie - "Die Linie

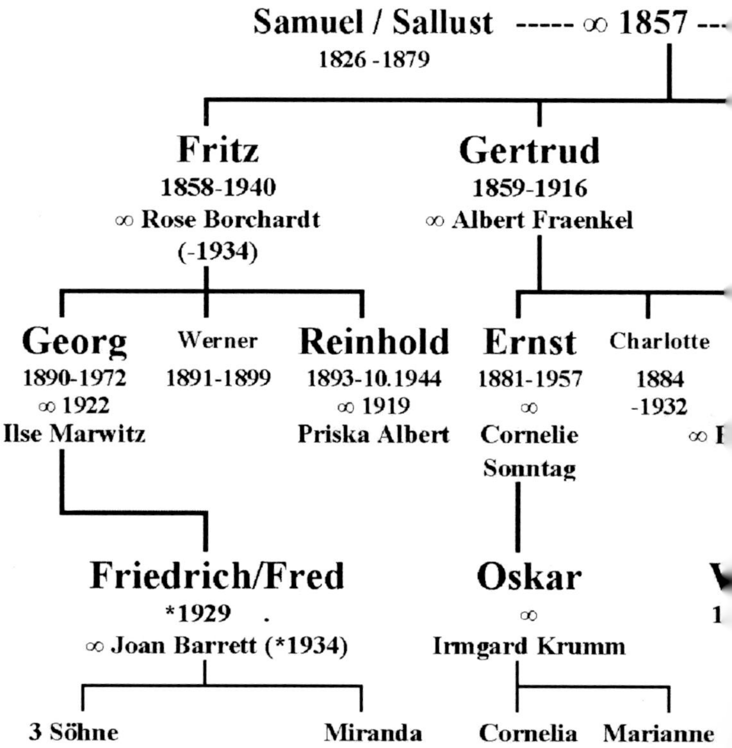

echtsmediziner"

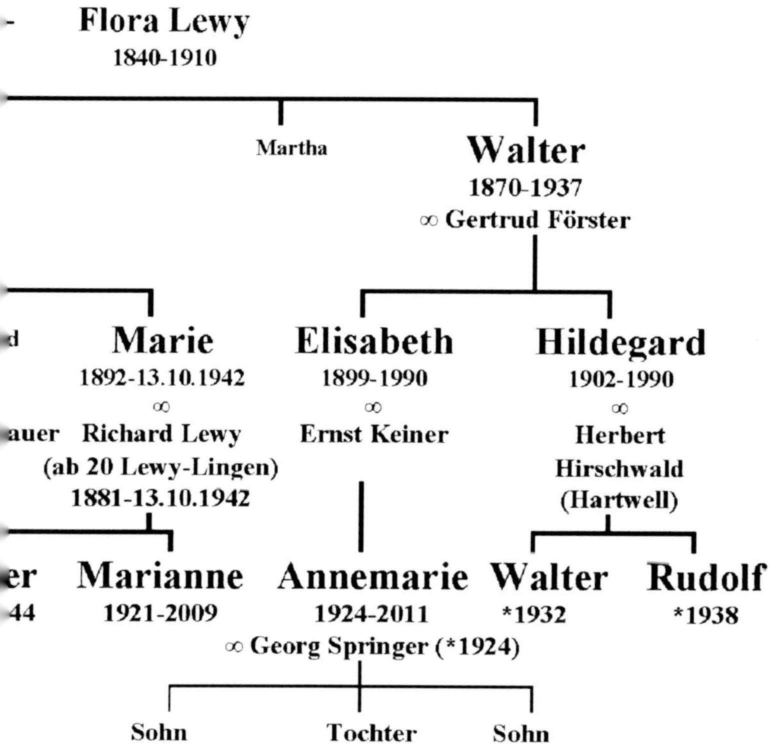

Die Strassmanns - Heinrichs Linie - "Die I

Heinrich --------
1834-1905

Paul Ferdinand
1866-1938
∞ 1893
Hedwig Rosenberg
1869-1959

Ernst
1868-1932
∞ …
Helene Stan
?? - 1942
(keine Kinde

Hellmuth
1894-1916
□ Schlacht
an der Somme

Erwin Otto
1895-1972
∞ 1923
Ilse Wens
1896-1993

Tochter

Wolfgang Paul
* 1926
∞ 1952 Elizabeth Marsh Fanck
(3 Töchter)

Tochter

er Frauenärzte und Geburtshelfer"

1865 ---------- **Louise Lewy**
1844-1915

Frieda
1869-1945
∞ 1893
Emil Masur
1861-1933
(fünf Kinder)

Helene
1872-1942
(† Theresienstadt)
∞ Max Keiler
1861-1924
(keine Kinder)

isela
5-1942
1921
utzwiller
-1989
Kinder)

Antonie
1901-1952

1. ∞ 1923-1926
Willy Joseph
1893-1968

2. ∞ 1939-1942
Silas Newton
?? - ??

(keine Kinder)

Über die Autoren

Jutta Lange-Quassowski

Studium der Politischen Wissenschaft in Berlin, München, Bloomington, Indiana. Dr. disc. pol. in Göttingen über amerikanische Besatzungspolitik in Deutschland nach dem Zweiten Weltkrieg. Aufsätze zur Neuen Rechten in den USA. Seit 40 Jahren verheiratet. 20 Jahre für drei Söhne Schulelternratsarbeit, später zehn Jahre Kommunalpolitik. 30 Jahre Engagement für Aufarbeitung der NS-Zeit und für Gedenkstätten, davon mehr als 25 Jahre ehrenamtlich für die Ernst-Strassmann-Stiftung in der Friedrich-Ebert-Stiftung. Schwerpunkt dieser Arbeit: Unterstützung graduierter Studenten. Einleitungen zu Büchern von Viktor Pedak (Ukraine) und W. Paul Strassmann (USA). Trägerin des Bundesverdienstkreuzes.

Volkmar Schneider

geboren 1940 in Dessau. Medizinstudium in Berlin und Hamburg. Promotion, Facharzt und Habilitation an der FU Berlin. Studienaufenthalte in Paris und Detroit. Direktor des Landesinstituts für gerichtliche und soziale Medizin Berlin, des Universitätsinstituts für Rechtsmedizin (FU) und des fusionierten Universitätsinstituts für Rechtsmedizin (Freie Universität und Humboldt-Universität). Dekan (Grundlagenmedizin) und Vizepräsident der Freien Universität. Vizepräsident der Deutschen Gesellschaft für Rechtsmedizin. Träger des Bundesverdienstkreuzes. Gastprofessor in Abu Dhabi, Ehrendoktor der Semmelweis-Universität Budapest und der Medizinischen Akademie Breslau/Wrocław. Seit 2007 im Ruhestand.